I0511014

Basenfasten für Frauen:

Die Verjüngungskur gegen PMS. Durch Basenfasten das Bindegewebe straffen.

Marisa Gerbe

Inhaltsverzeichnis

Für die Frau.. 1

Was ist Basenfasten... 7

Die Übersäuerung 16

Auf die Balance kommt es an 22

Das Basenfasten 28

Die Ziele des Basenfastens 36

Die Regeln des Basenfastens 41

Eine sieben Tage Kur 44

So sieht der Erfolg aus 51

Ernährung im Alltag.. 57

Alternative Methoden 62

Im Leben 67

Für die Frau

Viele Frauen werden dies kenne. Die Regelzeit naht. Man fühlt sich Gemütsschwankungen ausgesetzt. Man wird leicht wütend. Man ist wütend auf alles und jeden, sich selbst eingeschlossen. Manche Frauen fühlen sich rastlos. Man kann einfach nicht aufhören, etwas zu tun ohne auch ein wenig ausruhen. Andere Frauen dagegen finden es schwer, überhaupt irgendetwas zu tun.

Viele empfinden Angst oder sind einfach ohne Grund traurig. Sie fangen an zu weinen und können nicht verstehen, warum. Viele fühlen sich überfordert, so als haben sie nicht mehr die Kontrolle über sich oder ihr Leben.

Dann kommt der Tag. Die Regelblutung beginnt. Krämpfe, Schmerzen, Müdigkeit, Schwäche, all das und mehr stellt sich nun ein. Extreme Fälle verbringen diese Zeit im Bett, übergeben sich, fallen sogar in Ohnmacht.

PMS, Prämenstruelles Syndrom und die Regelblutung vermischen sich zu einer Horrorzeit, die jeden Monat wiederkehrt. Dazu kommen Akne, schlechte Haut, brüchige Nägel und noch eine Menge mehr. Warum das alles? Woher kommen diese Beschwerden, Symptome und Zivilisationskrankheiten?

Die Antwort darauf ist ebenso einfach wie erschreckend. Das Wort Zivilisationskrankheiten gibt schon einen Hinweis. Ein anderes Wort dafür ist Wohlstandskrankheiten. Diese Erkrankungen, wenn man sie so nennen möchte, kommen von unserer Zivilisation. Heißt das, dass unsere Vorfahren diese Krankheiten nicht hatten? Nun, ein Blick in die Entwicklungsländer genügt. Dort kommen diese Krankheitsbilder weit seltener vor. Vielleicht sollten wir auch einmal unsere Erinnerung anstrengen. Haben sich unsere Großeltern über brüchige Nägel beschwert?

Wir müssen akzeptieren, dass die Zeiten sich geändert haben. Heute geht es uns so gut wie noch nie zuvor. Jeder von uns kann mehr konsumieren als unsere Vorfahren. Selbst Adelsfamilien und die reiche Oberschicht der Vergangenheit lebten spartanisch verglichen mit uns. Wir haben weiche Betten. Wir haben beheizte Zimmer, die im Winter weit wärmer sind als die Schlösser oder gar die Bauernhäuser der Vergangenheit. Und wir haben Nahrung, von denen der König von England nur träumen konnte.

Ein Arbeiter heute in Deutschland isst im Schnitt mehr Fleisch pro Jahr als selbst ein König hunderte Jahre zuvor. Dazu kommen aber noch jede Menge exotischer Nahrungsmittel. Da sind die Hamburger, die Pizzen, die Fertiggerichte. Alles kann man einfach im Supermarkt oder dem entsprechenden Restaurant kaufen. Der Weg ist nicht weit und dank Auto und Co. ist der Aufwand gering.

Unsere Vorfahren jedoch arbeiteten hart. Sie waren Bauern, Händler oder Handwerker. Keiner von ihnen konnte Stunden vor dem Fernseher oder mit dem Smartphone verbringen. Nicht nur, weil es diese Geräte nicht gab, sondern auch, weil die Arbeitszeit viel länger war. Die härtere Arbeit aber hielt den Körper in Schwung.

Auf der anderen Seite war der Speiseplan nicht nur nicht so voll mit Fleisch, sondern viel voller mit Gemüse und Fisch. Beides recht gesunde Nahrungsmittel. Diese waren auch natürlich und unbehandelt.

Wenn man diese beiden Bilder, den Menschen von vor hunderten Jahren und den Menschen von heute, einmal genau gegenüberstellt, dann erkennt man das Problem von ganz allein. Damals Bewegung bei der Arbeit, heute Sitzen vor dem Fernseher oder Sitzen im Büro. Damals viel Gemüse, wenig Fisch, sehr wenig Fleisch. Heute wenig Gemüse, mehr Fisch und sehr, sehr viel mehr Fleisch.

Nun sollte man nicht unbedingt das Fleisch verteufeln. Die Energie im Fleisch hilft vor allem Kinder beim Heranwachsen und Ausbilden des Gehirns. Das ist einer der Gründe für den rasenden Anstieg des Wissens und der Erkenntnisse, die unsere heutige Zivilisation erst ermöglicht hat. Es geht vielmehr um das Finden der richtigen Balance. Mehr Sport, mehr Gemüse, mehr Obst, Fisch und Fleisch, aber davon ein bisschen weniger. Fleisch ist gut, aber es sollte in Maßen genossen werden.

Wenn die Leute damals gesünder lebten, warum gehen wir dann nicht einfach einen Schritt zurück? Nun, die Antwort ist einfach. Sie lebten nicht unbedingt immer gesünder. Jeden Tag harte Arbeit kann schnell zu viel sein. Nie genug Essen ist auch nicht das Wahre. Es geht darum, bewusst durch das Leben zu gehen. Man bewegt sich und schlafft nicht ab. Man isst gesund und verfällt nicht dem Fast Food und den Fertiggerichten. Es ist die Verantwortung eines jeden Einzelnen, aus all dem Angebot das Richtige auszuwählen.

Wie so oft im Leben und auf der Welt kann man mit einer Sache etwas Gutes oder etwas Schlechtes bewirken. So ist es auch mit der Nahrung und der Bewegung. Wer es übertreibt, der schadet sich. Wer das Falsche isst oder den falschen Sport betreibt, der lebt keineswegs gesund.

Leider jedoch ist es nur allzu leicht, das Falsche zu wählen. Man kommt abgespannt von der Arbeit. Wer hat da noch Lust auf Sport. Daher geht es ab auf die Couch und man erschlafft. Anstatt etwas zu kochen greift man in die Tiefkühltruhe und verschafft der Mikrowelle Arbeit. Anstatt etwas Gesunden, isst man also etwas Industrielles, voll mit Aromen, minderwertigen Bestandteilen und Säure.

Die Folgen sind die Zivilisationserkrankungen. Die können so schwerwiegend wie echte Diabetes oder Schlimmeres sein oder so störend wie Akne, Schuppenflechten oder schlechte Haare. Es fängt oftmals klein an und wird dann langsam schlimmer.

Dieser schleichenden Erkrankung sind die Leute aber oftmals wehrlos ausgeliefert. Zuerst wird es gar nicht erkannt, denn es baut sich schleichend auf. Sind die Symptome dann aber stark genug, um nicht mehr ignoriert werden zu können, dann verkennt man die Ursachen. Anstatt also das Richtige zu tun, gibt es nun Medizin. Diese aber hat ihre eigenen Nebenwirkungen. Entweder werden die Medikamente dann aufgrund der Nebenwirkungen einfach wieder abgesetzt oder man findet sich mit ihnen ab. Verschwinden davon aber die ursprünglichen Krankheiten? Nein, denn deren Ursache besteht fort. Man macht sich also erst selbst krank und dann noch kränker.

Was kann man dann tun? Natürlich muss man die Ursachen abstellen. Wenn man aber einen Blick in die unterschiedlichen Umstände von damals und heute geworfen hat, dann kann man schnell erkennen, dass unser Zuviel an Essen mit einem Zuwenig an Bewegung die echte Ursache sind. Auch immer mehr Mediziner bestätigen dies. Falsche Ernährung wird für bis zu 80 Prozent der heutigen Erkrankungen verantwortlich gemacht.

Wenn ein Blick in die Vergangenheit es ermöglicht, die Ursache zu erkennen, kann ein solcher Blick zurück auch die Lösung finden? Ja, glücklicherweise kann die Vergangenheit uns den richtigen Weg für die Zukunft weisen. Man muss jedoch grundsätzlich zwei Zustände dabei unterscheiden. Der erste Zustand ist die Situation, wenn man bereits durch eine jahrelange falsche Ernährung erkrankt ist. Der zweite Zustand ist die Situation, wenn man noch nicht erkrankt oder die Erkrankung überwunden hat. Ersteres verlangt ein radikales Mittel, Letzteres verlangt eine ständige bewusste und gesunde Ernährung.

Das radikale Mittel wurde vor langer Zeit zufällig entdeckt. Die Menschen damals fasteten häufiger. Dies diente überwiegend der religiösen Betätigung. Mit dem Fasten wurde die eigene Moral gestärkt, die Verbundenheit mit Gott bezeugt und ein gewisser Gemütszustand erreicht, in welchem man sich ganz auf das Gebet konzentrieren konnte. Oftmals wurden Fastentage auch als Handel eingelegt. Man wollte damit Gott gnädig stimmen, um dann im Folgenden in einer Schlacht, bei einem geschäftlichen Unternehmen oder bei einer anderen Betätigung erfolgreich zu sein. Der Handel also war: „Ich faste für dich heute und du hilfst mir morgen". Ob Gott mit dieser Art Handel immer einverstanden war, können wir einmal dahingestellt sein lassen.

Während des Fastens wurden unterschiedliche Regeln, je nach Religion und Anlass befolgt. Dabei geht es jedoch immer um eine möglichst vollständige Reduktion der Aufnahme fester Nahrung. Als eine ungewollte Nebenfolge wurden dabei auch heilende Wirkungen entdeckt.

Das Fasten ist zwar heute auch noch immer eine religiöse Betätigung, wird aber weit öfter genutzt, um den Körper zu entschlacken. Man schwemmt die angesammelten Gifte hinaus und gibt dem Körper eine Chance, sich zu regenerieren. Ähnlich ist es auch im Basenfasten.

Was ist Basenfasten

Das Basenfasten weicht ein wenig vom klassischen Fasten ab. Es geht nicht darum, seine Verbundenheit mit Gott zu demonstrieren. Es ist auch kein klassisches Heilfasten. In diesem wird auf die Aufnahme von fester Nahrung komplett oder, je nach Fastenart, fast komplett verzichtet. So kann der Körper sich selbst reinigen und sich auf seine Heilung konzentrieren. Das Basenfasten unterscheidet sich dahingehend, dass nicht komplett auf feste Nahrung verzichtet wird. Stattdessen geht es um eine radikale Umstellung der Nahrung für eine begrenzte Zeit.

Das Basenfasten ist darauf ausgelegt, den Körper innerhalb kurzer Zeit mit Basen regelrecht zu überschwemmen. Der Hintergrund dafür ist ziemlich einfach. Das meiste Essen, das man heute zu sich nimmt, wirkt als Säure im Körper. Diese Säure ist an sich kein Problem. Sie ist sogar für viele Prozesse notwendig. Nimmt man jedoch zu viel davon zu sich, dann schädigt man seinen Körper. Das geht sogar so weit, dass Säure, die nicht gebraucht wird und nicht neutralisiert werden kann, im Körper abgelagert wird. Diese schwemmt man nun mit dem Basenfasten hinaus.

Das Ganze kann man besser verstehen, wenn man sich den Körper erstmal allgemein ansieht. Jeder Mensch wächst, wenn er jung ist und tritt danach in ein Stadium des Erhalts ein und schließlich baut der Körper sich selbst langsam wieder ab. Das ist ein völlig normaler Prozess.

Während des Wachstums nimmt der Körper die Nahrung besser auf und wandelt sie schneller und vollständig in die Stoffe um, die er zum Leben braucht. Wird man dagegen 30 oder dann noch 40 Jahre alt, hört das Wachstum auf. Ein langsamer Verfall beginnt. Die Knochenmasse nimmt ab. Muskeln verschwinden. Die Leistungsfähigkeit geht nach unten und die Beweglichkeit wird eingeschränkt.

Während der Abbau im mittleren und fortgeschrittenen Alter an sich natürlich ist, kann man ihn beschleunigen oder verlangsamen. Ein wichtiger Faktor der Beschleunigung ist Säure. Wenn der Körper übersäuert, gibt es eine Reihe unangenehmer Folgen. So wird Knochenmasse und Zahnschmelz abgebaut. Die Haut wird verunreinigt. Entzündungen bilden sich. Stimmungsschwankungen nehmen zu. Dies gilt besonders für PMS. Die Organe arbeiten nicht mehr so, wie sie sollen. Das bringt dann auch die Menstruationskrämpfe.

Basenfasten ist ein probates Mittel, die im Körper angestaute Säure wieder hinauszubefördern. Man entschlackt, man entgiftet sich damit. Die Knochenmasse nimmt wieder zu. Zähne, Haut, Haare und Nägel werden wieder besser. Basenfasten wirkt damit wie eine Verjüngungskur. Man schraubt das Alter einfach um ein paar Jahre zurück.

Das beschleunigte Altern, die Gebrechen und vielen Krankheiten, die damit einhergehen, werden nun auch von Medizinern immer mehr der falschen Ernährung zugeschrieben. Wie aber wirkt sich die Übersäuerung genau in unseren Körpern aus?

Die Organe im Körper brauchen die richtige Umgebung, um zu funktionieren. Diese Umgebung darf nicht zu sauer, aber auch nicht zu basisch sein. Der Körper ist natürlich darauf eingerichtet, dass er mit Säure in Berührung kommt. Die meisten, vor allem die leckeren Lebensmittel sind davon vollgestopft. Das ist zwar heute schlimmer als früher, aber auch schon die Höhlenmenschen nahmen Säure durch ihre Nahrung auf, wenn auch in weit geringerem Maße. Der Körper kann also gegen Säure angehen.

Der beste Weg für den Körper mit zu viel Säure fertig zu werden, ist diese gleich wieder auszuscheiden. Dies geht einmal über die Atmung. Wann immer man ausatmet, verlässt auch ein wenig Säure den Körper. Daher ist Joggen oder ein anderer Sport sehr gut. Der Körper kommt in Schwung und man atmet viel mehr ein und aus. Letzteres befördert dann auch zumindest etwas Säure hinaus.

Ein anderer Weg ist über den Schweiß. Wenn man schwitzt, kann der Schweiß gelöste Säure nach draußen befördern. Auch hier ist Sport wieder gut geeignet, um ins Schwitzen zu geraten und sich der übermäßigen Säure zu entledigen.

Der wichtigste Weg aber ist über den Urin. Die Nieren filtern die Säure aus dem Blut und sammeln sie in der Blase. Das funktioniert aber nur, wenn man genug trinkt. Dann arbeiten die Nieren besser und man geht den Gang zur Toilette öfters Jedes Mal entsäuert man sich etwas.

Kann die Säure nicht schnell genug oder in ausreichender Menge nach draußen befördert werden, dann versucht der Körper sie zu neutralisieren. Das beginnt schon im Blut. Wie einige sicher noch vom Chemieunterricht in der Schule wissen, neutralisiert man eine Säure mit einer Base. Die werden natürlich auch mit der Nahrung zugeführt. Es ist aber leider so, dass in der heutigen Ernährung die Säuren sehr stark überwiegen. Daher können nicht genug Basen zugeführt werden, um diese zu neutralisieren.

Das Ungleichgewicht in der Nahrung ergibt sich daraus, dass die beliebten Lebensmittel, wie Fleisch, Wurst und Süßigkeiten voller Säuren sind. Daraus ergibt sich, dass man viermal so viel Säure wie Basen isst. Das Verhältnis sollte aber umgekehrt sein. Säuren sollten nur ein Viertel bis ein Drittel der täglichen Nahrungsaufnahme ausmachen.

Die Folge einer solchen Übersäuerung ist eine schleichende Erkrankung der Organe, aber auch, dass der Körper sich nun andere Quellen für Basen suchen muss. Das führt dazu, dass er an die eigene Substanz geht und das wiederum bringt den Alterungsprozess so richtig in Schwung.

Des Körpers Antwort auf zu viel Säure und zu wenig Base ist der Versuch, diese mit basisch wirkenden Mineralien zu neutralisieren. Am besten hilft Magnesium, Kalzium und Kalium. Von diesen Mineralien hat der Körper eine Menge zu bieten. Sie befinden sich in den Knochen, den Zähnen und den Haaren.

Will der Körper die Säuren mit besagten Mineralien neutralisieren, dann muss er diese erstmal aus ihren Quellen herauslösen. Daher greift er die Knochenmasse und den Zahnschmelz an. Auch den Haarwurzeln bleiben nicht unangetastet.

Untersuchungen haben gezeigt, dass eine sehr säurehaltige Ernährung die Knochendichte herabsetzt. Man ist dann als junger Mensch mitunter in seinen Knochen ebenso alt wie seine Eltern. Es kann zu Osteoporose und anderen Erkrankungen kommen.

Leider aber ist es ein Fehler, so ganz auf Säure verzichten zu wollen. Wird der Körper zu basisch, dann hat man die gleichen Probleme, nur unter einem anderen Vorzeichen. Daher sollte man anstatt auf Totalverzicht umzustellen einfach das richtige Gleichgewicht anstreben. Auch sollte nicht vergessen werden, dass Fisch und Fleisch zwar säurehaltig sind, aber auch die Aminosäuren und anderen Bausteine liefern, aus denen unsere Zellen und Knochen gemacht sind. Sie wegzulassen, würde nur andere Probleme heraufbeschwören.

Das Gleichgewicht erhält man, indem man ausreichend basische Nahrung als Ausgleich zuführt. Die säurehaltigen Nahrungsmittel muss man zwar beibehalten, aber man kann sie in der Menge reduzieren. Im Gegenzug wird die Menge der basischen Lebensmittel erhöht. Der Körper kann dann die Säure direkt mit den Basen aus der Nahrung neutralisieren. Er braucht nicht mehr die Zähne, Knochen und Haare anzugreifen. Daher sollte man mehr Gemüse, Salat, Obst und Zitrusfrüchte essen. Zitrusfrüchte sind in dieser Aufzählung nicht falsch, denn sie wirken im Körper wie eine Base.

Tests an Menschen über 60 haben ergeben, dass bei einer verstärkten Zuführung von Basen die Knochen auch in diesem Alter wieder stärker werden können. Damit beginnt sozusagen der Verjüngungseffekt. Auch die Zähne werden nicht weiter angegriffen und die Haare werden wieder besser.

Auch die Beweglichkeit des Bewegungsapparates leidet unter zu viel Säure. Kann die Säure im Körper nicht neutralisiert werden, dann wird sie dorthin abgeschoben, wo sie am wenigsten stört. Das ist das Bindegewebe. Dieses ist nicht unmittelbar überlebenswichtig. Gleichzeitig kann es eine Menge absorbieren. Es wird nicht vom Blut auf dem Weg zu wichtigeren Bereichen des Körpers durchflossen. In anderen Worten, es ist eine Endstation ohne große Bedeutung. Daher kann es als Müllhalde gebraucht werden. Gleiches trifft auf den Haarboden zu. Für den Körper nicht so wichtig und aufnahmefähig, wird die Säure nun in diese Bereiche transportiert und dort abgelagert. Das hat aber dennoch Auswirkungen. Die Haare wachsen nicht mehr so, werden insgesamt recht unansehnlich und fallen schließlich aus.

Für das Bindegewebe ist die Übersäuerung aber noch viel schlimmer. Schlaffes Bindegewebe wird gerade bei Frauen sichtbar. Es bilden sich Dellen auf der Haut. Das geht soweit, dass sogar schon sehr junge Frauen heutzutage Cellulite haben können. Gerade dies ist ein starkes Warnzeichen für die Übersäuerung in der heutigen Gesellschaft, aber es kommt noch schlimmer.

Das Bindegewebe ist extrem wichtig für die Beweglichkeit unseres Körpers. Wird dieses Bindegewebe nun als Endstation und Säurelagerplatz genutzt, verliert es seine wichtigste Eigenschaft. Diese Eigenschaft ist Elastizität. Das Bindegewebe arbeitet im Prinzip wie ein Schwamm. Werden die Gelenke beansprucht, dann wird Wasser aus dem Bindegewebe herausgedrückt. Lässt die Belastung nach, dann geht das Wasser zurück in das Gewebe. Das ist ein sehr einfaches System, welches aber von der Säure gestört wird.

Die Säure im Bindegewebe hindert das Gewebe daran, Wasser aufzunehmen. Dadurch trocknet es über die Zeit hinweg immer mehr aus. Aber so wie ein Schwamm, so wird auch das Bindegewebe hart, wenn es ausgetrocknet ist. Es kann sich dann nicht mehr verformen oder Wasser aufnehmen. Damit werden die Gelenke ebenfalls unbeweglich. Die gesamte Motorik lässt somit langsam aber sicher nach.

Die Sehnen und Bänder bekommen auch ihre Säure ab. So wie das Bindegewebe brauchen auch sie ein gewisses Maß an Elastizität. So wie das Bindegewebe, so sind auch sie nicht unbedingt überlebenswichtig. Auch um sie herum wird Säure gelagert. Die Beweglichkeit verabschiedet sich also immer mehr. Dadurch werden heutzutage Menschen schon in der Mitte ihres Lebens so unbeweglich, als wären sie bereits sehr viel älter. Viele schreiben es dann wirklich dem Alter zu, dabei ist es nur eine Folge der Übersäuerung.

So wie den Knochen, so kann auch dem Bindegewebe geholfen werden. Man kann seine Beweglichkeit wiedererlangen. Man muss nur damit anfangen, dem Körper die Basen zuzuführen, die er wirklich braucht.

Was aber kann man tun, wenn der Körper so total übersäuert ist, dass er die Säure schon überall, also im Bindegewebe, im Haarboden und wo er sonst noch kann, gelagert hat? Was kann man tun, wenn die Knochendichte schon die von Personen erreicht hat, die 80 Jahre oder älter sind? Was kann man tun, wenn die Haare büschelweise ausfallen?

Eine Ernährung mit mehr Base ist gut, wenn man Schäden verhindern will. Wie aber kann man den riesigen Säureberg im Körper angehen? Hier kommt das Basenfasten ins Spiel.

Für eine bestimmte Zeit wird dem Körper keine Säure mehr zugeführt. Er muss sich also nicht damit abgeben, neue Säuremengen irgendwie zu bewältigen. Stattdessen wird ihm ein riesiges Angebot an Basen angeboten. Nun kann der Körper die eingelagerten Säuren aus den Endstationen holen und sie neutralisieren. Er wird sozusagen mit Basen dermaßen überschwemmt, dass er mit Freuden die Säuren hervorzaubert, um damit die Basen zu neutralisieren.

Die Folge ist eine verstärkte Neubildung von Knochenmasse. Der Körper braucht die Mineralien nicht mehr, um Säuren zu neutralisieren. Stattdessen kann er sie dort verbauen, wo sie hingehören. Der Körper kann sich insgesamt regenerieren, indem er das saure Milieu wieder auf das richtige Level bringt. Die Haare können wieder besser wachsen und die Zähne werden wieder kräftig. Man gewinnt also wieder Jahre zurück, die man schon an das Alter verloren glaubte. Der Verjüngungseffekt kann bis zu 20 Jahre betragen.

Es gibt aber noch weitere positive Effekte der Basentherapie. So verursacht unbewegliches Bindegewebe auch oftmals Schmerzen. Besonders gilt dies im Bereich des Rückens. Wer also lange Zeit über Rückenschmerzen klagt und keinen Grund dafür finden kann, wird wahrscheinlich mit einer Basenkur Erleichterung finden. Somit steigt die gesamte Lebensqualität.

Damit nicht genug, steigert eine verstärkte Basenzufuhr auch das Glücksgefühl. Glückshormone werden verstärkt ausgeschüttet. Man fühlt sich nicht nur glücklicher, diese Hormone lindern auch wiederum Schmerzen. Das ist besonders für Rheumapatienten wichtig. Bei Versuchen wurde entdeckt, dass durch eine basische Ernährung bei Rheumapatienten die Gbe von Schmerzmitteln erheblich reduziert werden konnte. Auch hilft eine Basenkur gegen Entzündungen. Mehr

Glücksgefühle helfen auch bei PMS.

Das Basenfasten bietet aber noch weitere Vorteile. Es kann eine sanfte Alternative zum Heilfasten darstellen. Wie bereits ausgeführt, wird beim Heilfasten fast ganz oder tatsächlich ganz auf die Einnahme von fester Nahrung verzichtet. Das kostet jedoch eine Menge Anstrengung und braucht eine gehörige Portion Disziplin, um den Hunger der ersten beiden Tage zu überstehen.

Beim Basenfasten dagegen wird die Ernährung extrem umgestellt, es wird aber nicht komplett auf sie verzichtet. Der Effekt ist aber gleich. Giftstoffe werden aus dem Körper gelöst und herausgeschwemmt. Der Körper kann sich regenerieren und heilen.

Ein weiterer Vorteil ist der Gewichtsverlust. Oftmals haben Menschen mit Übergewicht schon so vieles probiert. Es scheitert aber oftmals an der Disziplin. Das Basenfasten aber erlaubt weiterhin ein abwechslungsreiches Essen. Man braucht also weniger Disziplin. Dennoch kann man schon bald die Kilos purzeln sehen.

Noch wichtiger ist, dass das Basenfasten dabei den Einstieg in eine neue Ernährung darstellt. Das Fasten wird dann von einer neuen, bewussten Ernährung gefolgt. Diese erlaubt einen Gewichtsverlust über die Jahre hinweg, der nicht in einen Jo-Jo-Effekt umschlägt.

Die Übersäuerung

Das Basenfasten ist das Überschwemmen des Körpers mit Basen, die die Säuren herauslösen und neutralisieren. Es geht darum, ein über die Jahre hinweg aufgebautes Ungleichgewicht zu richten. Dabei hat die Übersäuerung aber noch viele andere Folgen, als das angesprochene Erhärten des Bindegewebes und den Angriff auf die Zähne und die Haare. Man sollte diese Folgen kennen. Dann kann man sie nämlich erkennen, wenn sie bei einem selbst auftreten. Dann wiederum kann man etwas dagegen tun. Es ist auch wichtig, zu wissen, dass sich die Menschen in unterschiedlicher Weise ernähren. Daher können Symptome unterschiedlich bei dem Einzelnen auftreten.

Die erste Folge ist vor allem unangenehm für das Umfeld. Die Übersäuerung im Körper schafft ein Milieu im Mund, welches das Wachstum von anaeroben Bakterien begünstigt. Diese Bakterien brauchen keinen Sauerstoff und sind allgemein unter dem Begriff Fäulnisbakterien bekannt. Wer schon mal etwas Verfaultes gerochen hat, der kennt die Wirkung von Fäulnisbakterien. Isst man etwas, dann verbleiben Essensreste im Mund, an welches sich die Fäulnisbakterien mit Wonne heranmachen. Die Essensreste verstecken sich unter der Zunge oder zwischen den Zähnen. Selbst mit einer Zahnbürste ist ihnen schwer beizukommen. Werden diese Essensreste nun von den Fäulnisbakterien verarbeitet, dann hinterlassen diese Bakterien wiederum Ausscheidungsprodukte. Diese enthalten Schwefel und entwickeln daher einen Geruch von faulen Eiern.

Nicht nur ist es das saure Umfeld, das diese Bakterien begünstigt, es sind auch die säurehaltigen Speisen selbst, die ein Festessen für diese Bakterien darstellen. Dazu gehört Kaffee, Alkohol, Fisch und Fleisch. Man bringt ihnen also die passende Nahrung in einem passenden Umfeld.

Leider verbietet es die Höflichkeit den meisten, einen Hinweis auf Mundgeruch auszusprechen. Die Folge ist, dass man als Betroffener nur schwer davon erfährt. Dabei ist es aber sehr wichtig, zu wissen, ob man betroffen ist. Nur dann kann man etwas dagegen unternehmen. Daher ist es wichtig, einen sanften Hinweis zu geben, anstatt den Anderen ahnungslos zu lassen.

Der Mundgeruch wird noch verstärkt. Das kommt daher, dass der Körper Mineralien aus den Zähnen löst. Damit sind die Zähne geschwächt und anfällig für Karies. Karies aber löst wiederum Mundgeruch aus. Dazu kommen noch Entzündungen des Zahnfleisches. Diese entstehen nämlich umso leichter, wenn die Übersäuerung den Körper mit seinen Abwehrkräften angegriffen hat.

Die Übersäuerung ist aber noch lange nicht fertig mit ihrem schlechten Handwerk. Die Mundflora hat es schwer, gesund zu existieren, wenn sie von einem Säuremilieu umgeben ist. Die Folge ist ein stärkeres Verschieben in Richtung der Fäulnisbakterien. Diese bilden dann oftmals einen Belag auf der Zunge, der, wie kann es anders sein, auch wieder Geruch entstehen lässt.

Dass Säure die Haare angreift, wurde bereits angesprochen. Das liegt daran, dass die Säure nicht nur im Bindegewebe, sondern auch im Haarboden abgelagert. Für den Körper macht das Sinn, denn dieser Bereich ist eine Endstation und nicht überlebenswichtig. Für Frau jedoch, deren Haare glanzlos werden, sieht das aber anders aus. Dabei wird das Ganze oft noch sehr viel schlimmer. Wie ein Acker, so kann auch der Haarboden kein Leben tragen, wenn er übersäuert ist. Darum wird das Wachstum der Haare erst schlechter, dann hört es ganz auf und dann fallen die Haare am Ende aus. Aber auch dieser Schaden kann umgekehrt werden. Die Säure kann man mit einer Basenkur wieder aus dem Haarboden lösen und diesen wieder fruchtbar machen.

Die schlechten Neuigkeiten sind aber noch nicht am Ende. Die Säure bedingt noch drei weitere Probleme, die gerade für Frauen unerträglich sind: Die Säure bringt schlechte Haut bis hin zu Hauterkrankungen, sie bringt Schuppen und sie bringt schlechte und brüchige Nägel.

Hauterkrankungen sind meistens eine Folge einer genetischen Veranlagung. Dabei ist es aber nicht diese Veranlagung, die die Erkrankung auslöst. Diese Veranlagung macht es schlicht einfacher, einer solchen Erkrankung anheim zu fallen.

Genetische Veranlagung oder nicht, in einer normalen Situation weiß der Körper sich Erkrankungen der Haut zu erwehren. Es ist schließlich die Aufgabe der Haut, ein Schutzschild des Körpers und seiner Organe zu sein.

Bei einer Übersäuerung aber beginnt das Problem nicht auf der Haut selbst. Vielmehr beginnt das Problem mit der Verdauung. Aufgenommene Stoffe werden über den Schweiß und die Haut abgegeben. Diese bieten den Nährboden für Pilze, die das Immunsystem aber nicht bekämpfen kann. Die Pilze bilden dann dank der genetischen Veranlagung Flechten. Diese kann man als rote Stellen auf der Haut sehen. Diese roten Stellen verursachen einen Juckreiz. Der Grund dafür ist die Schuppenflechte. Diese verursacht die genetisch veranlagte stärkere Regeneration der Haut. Während die Haut sich normalerweise binnen vier Wochen regeneriert, geschieht dies an diesen roten Stellen innerhalb von nur vier Tagen. Die alte Haut fällt dabei als Schuppen ab. Da sie gleichzeitig die Poren blockiert, verursacht sie einen Juckreiz. Das gilt sowohl in den sichtbaren Regionen der Haut, als auch der Kopfhaut unter den Haaren.

Die brüchigen Nägel sind ebenfalls eine Folge der angegriffenen Haut. Es sind nämlich nicht die Nägel selbst, die angegriffen werden. Das Nagelbett unter den Nägeln wird von den selben Hautkrankheiten befallen. So können die Nägel sich nicht ordentlich regenerieren. Dadurch werden sie brüchig und in extremen Fällen fallen sie sogar aus.

Kopfschmerzen sind auch eine Plage, die Frau gut kennt und oftmals auf Säure zurückgeht. Die Kopfschmerzen sind dabei eine Folge der Unterversorgung des Gehirns mit Sauerstoff aufgrund gestörter Atmungsprozesse.

Die Lunge ist ein faszinierendes Organ. Luft wird in sie hineingepumpt. Millionen kleiner Lungenbläschen nehmen nun den Sauerstoff aus der Luft auf und transportieren ihn in das Blut. Das Ganze braucht aber ein basisches Umfeld. Bei einer Übersäuerung kann dieser Prozess nicht so wirkungsvoll vor sich gehen, wie er sollte. Gleichzeitig bringt dies ein Ansteigen des Kohlendioxidgehaltes im Blut.

Das Gehirn wird mit Sauerstoff unterversorgt und erhält stattdessen Kohlendioxid. Die Folge sind Kopfschmerzen.

Oftmals sind die Kopfschmerzen so stark, dass man sogar den Herzschlag im Kopf spüren kann. Ist dieses Stadium erreicht, dann ist die Übersäuerung noch viel schlimmer. Nun sinkt die Aufnahme des Sauerstoffes derartig ab, dass der Körper dagegen ansteuern muss.

Der Sauerstoffgehalt im Blut ist gesunken. Die einzige Antwort, die der Körper darauf kennt, ist mehr Blut ins Gehirn zu pumpen. Die Blutgefäße erweitern sich, der Herzschlag wird stärker. Die Kopfschmerzen werden unerträglich und der Herzschlag im Gehirn spürbar. Weitere Folgen sind Konzentrationsschwäche, Vergesslichkeit, mitunter Bewusstseinsstörungen und in sehr extremen Fällen sogar ein Koma.

Oftmals fühlt man sich als Frau ständig müde. Dafür aber kann man in der Nacht nicht richtig schlafen. Auch diese ist öfter als man denkt eine Übersäuerung des Körpers. Eine Folge dieser Übersäuerung ist es, dass der Körper komplett unter Vergiftungserscheinungen leidet. Das schränkt ihn allgemein in seiner Leistungsfähigkeit ein. Man fühlt sich schlapp und müde. Auf der anderen Seite ist der Körper immer unter Belastung. Er kann sich also nicht entspannen. Das wiederum bringt die Schlafstörungen. Sauerstoffmangel im Gehirn behindert den Schlaf dann noch zusätzlich. Normalerweise verdaut das Gehirn die Erlebnisse des Tages, wenn man schläft. Das ist auch ein Grund für die Träume. Ist das Gehirn aber mit Sauerstoff unterversorgt, dann kann es die Erlebnisse nicht ordentlich abarbeiten. Die

Schlafstörungen verstärken sich. Dazu kommen dann in den folgenden Tagen Stimmungsschwankungen, Angstzustände und Aggressionen aufgrund der unverarbeiteten Erlebnisse.

Weiterhin verstärkt die Übersäuerung Sodbrennen, Rückenschmerzen, Rheuma und Gicht. Ist man jedoch soweit in seinem Ungleichgewicht, dann ist eine simple Umstellung der Nahrung nicht mehr ausreichend. Eine Basenkur dagegen verspricht eine schnelle Abhilfe bei den akuten Problemen. Sie muss aber von einer insgesamt besseren Ernährung unterstützt werden.

Auf die Balance kommt es an

Eine Übersäuerung des Körpers ist nicht gut. Eine Überbasung ist aber nicht besser. Der Körper braucht Säuren. Der Körper braucht Nahrungsmittel, die auch Säuren enthalten. Manche Prozesse im Körper können nur mit Säuren ablaufen. Andere Prozesse sind nur mit Basen möglich. Kurz, man kann nicht ohne das Eine oder das Andere. Der Mensch braucht eben beides. Es ist aber wichtig, das richtige Gleichgewicht zu finden und zu halten.

Dabei muss man aber erst einmal eine Tatsache verdauen. Heute sitzen wir alle vor vollen Tellern. Jeder kann sich ausreichend Nahrung kaufen und zubereiten. Nichtsdestotrotz bauen wir eine Mangelernährung auf. Wir verhungern sozusagen. Wir verhungern, während wir essen. Wir geben dem Körper die Stoffe, die er benötigt, um Zellen zu bilden, um Kraft zu haben und um uns am Leben zu halten. Gleichzeitig überschwemmen wir ihn aber so mit Säure, dass er sich selbst angreift, um sie zu neutralisieren und den Rest im Bindegewebe zwischenlagert. Es führt aber kein Weg an den säurehaltigen Lebensmitteln vorbei.

Der Körper braucht Fleisch. Fleisch enthält wichtige Mineralien und Proteine. Es liefert dem Körper die Bauteile, mit denen er Muskeln und andere Zellen bildet. Er kann sich damit nicht nur erweitern, sprich wachsen, sondern auch reparieren, sprich regenerieren. Fleisch aber wirkt als Säure im Körper.

Der Körper braucht auch Fisch. Fisch bringt Eiweiße, Mineralien und Vitamine. Damit werden Muskeln aufgebaut. Die Organe können funktionieren. Das Immunsystem kann arbeiten. Wer auf Fisch verzichtet, wird auch bald nicht mehr so gesund sein. Vor allem hat Fisch auch die gesunden Fette, die der Körper so sehr benötigt. Fisch aber ist auch ein Säurelieferant. Dennoch kann man nicht auf ihn verzichten.

Der Körper braucht Süßes. Der Heißhunger auf Süßes hat seine biologischen Ursachen, die historisch gesehen auch absolut Sinn machen. Süßes bringt Energie und das schnell. Befindet man sich zum Beispiel im Stress, dann ist die Situation heute doch anders als noch Jahrhunderte oder Jahrtausende zuvor. Jahrtausende zuvor hatten unsere Vorfahren Stress, wenn ein Raubtier sie auf seiner Speisekarte hatte. Vor Jahrhunderten bedeutete Stress eine Kampfsituation. Da waren die Räuber, die Kriege oder jede Menge anderer Unwägbarkeiten des Lebens. Heute aber ist der Stress eine Folge der Arbeit im Büro.

Wer im Stress ist, bemerkt keinen Hunger mehr. Der hätte auch dem Vorfahren auf der Flucht vor dem Raubtier oder den anderen Vorfahren in der Schlacht kaum geholfen. Daher wurde Energie freigesetzt und der Köper in Kampfbereitschaft versetzt. War das Raubtier abgeschüttelt, war die Schlacht zu Ende, dann mussten die Vorratsspeicher wieder aufgefüllt werden. Das geht am schnellsten mit Süßem. Einfach- oder Zweifachzucker kann vom Körper am schnellsten aufgenommen und in Energie umgewandelt werden.

Auch wenn unsere Stress-Situation heute nicht unbedingt nach Flucht oder Kampf schreit, so verlieren wir doch eine Menge Kraft. Das gilt besonders dann, wenn Stress über einen längeren Zeitraum auf uns einwirkt. Wiederum ist es das süße Essen, das am schnellsten hilft.

Es wäre insgesamt gesehen also absolut falsch, auf Fisch, Fleisch oder Süßes zu verzichten. Wichtiger ist es, sie in ihrer Menge auf das richtige Maß zu reduzieren. Dazu sollten basische Lebensmittel verstärkt gegessen werden. Basische Lebensmittel sind vor allem Obst, Salat und Gemüse. Diese werden aber oftmals zugunsten von Kartoffelchips, Pizza und Hamburger vernachlässigt. Dabei wäre es so einfach, die Ernährung ein wenig gesünder zu gestalten. Dabei ist es auch nicht nötig, auf die schmackhafte Pizza zu verzichten. Man isst sie einfach nur seltener und an den anderen Tagen etwas Basisches.

Anstatt aber gesund zu essen, mampft man das Fast Food und die Chips nur so in sich hinein. Dabei bringt man seinen Körper zum Verzweifeln. Aber gleichzeitig schafft man auch für sich selbst nur einen eingeschränkten Speiseplan. Eine basische gesunde Ernährung sollte aber nicht als Verzicht, sondern als Erweiterung betrachtet werden.

Man kann sich einfach eine Liste erstellen. Welche Gerichte, Snacks usw. mag man. Dann macht eine weitere Liste. Auf diese kommen die basischen und gesunden Lebensmittel die man ausprobieren möchte. Nachdem man diese dann ausprobiert hat und sie einem zusagen, setzt man sie auf die erste Liste mit den ungesunden Nahrungsmitteln. So wird diese Liste mit der Zeit immer länger. So kann man nun ständig variieren. Anstatt jeden Tag eine Pizza, gibt es eben jeden zweiten Tag Pizza und die anderen Tage einen Salat. So kann man es auch mit anderen Nahrungsmitteln halten.

Ein weiterer Weg ist zu trinken. Gerade Frauen neigen dazu, nicht genug zu trinken. Dabei ist eine vernünftige Flüssigkeitsaufnahme unbedingt nötig, um die Säuren im Körper zu bekämpfen. Wichtig ist aber, dass sich das Trinken auf Wasser oder Tee bezieht. Kaffee sollte man weglassen oder zumindest bei der Trinkmenge nicht einrechnen. Das Gleiche gilt für Alkohol. Beide sind nämlich stark säurebildend im Körper. Wasser und normale Tees dagegen sind neutral. Man sollte am besten drei Liter davon pro Tag zu sich nehmen. Zwei Liter werden getrunken und der dritte Liter kommt mit dem Essen. Man kann aber gern mehr trinken. Es gibt auch eine gute Nachricht. Es ist unmöglich, zu viel zu trinken. Was der Körper nicht braucht, wird einfach ausgeschieden. Wenn man sich also nicht sicher ist, dann ist ein zu viel weit besser als ein zu wenig.

Wer nicht daran gewöhnt ist, viel zu trinken, der kann ein paar kleine Tricks versuchen. Zum Beispiel startet man jede Mahlzeit mit einem Glas Wasser. Man stellt sich zwei Flaschen Wasser jeden Morgen bereit, die dann am Abend leer sein müssen. Weiterhin kann man einfach bei der Arbeit immer einen Tee zubereiten. Damit ersetzt man den gewohnheitsgemäßen Kaffee und führt sich etwas Gesundes zu. Wie aber hilft Wasser bei Übersäuerung?

Wer viel trinkt, der regt seine Nieren an. Nieren reinigen das Blut. Arbeiten sie nun dank des Wassers besser, so können sie die Säure besser aus dem Blut filtern. Damit nicht genug. Die Säure muss auch irgendwohin. Die Nieren können die Säure nun direkt an das Wasser abgeben. Damit wirkt es als Anreiz zu arbeiten und als Transportmittel für den Abtransport der Säure. Gleichzeitig sucht man die Toilette weit häufiger auf, wenn man mehr trinkt. Mit jedem Toilettengang aber geht auch ein wenig Säure aus dem Körper. Daher: Je mehr man trinkt, desto besser.

Wer mehr trinkt, hat mehr Wasser im Körper. Hat der Körper mehr Wasser zur Verfügung, dann ist er damit freigiebiger. Wer wenig trinkt, wird auch an heißen Tagen kaum schwitzen. Das mag gut klingen, ist aber absolut nicht gesund. Auf der anderen Seite, wer mehr trinkt, schwitzt auch mehr. Mit dem Schweiß kann auch gleichzeitig die Säure den Körper verlassen.

Mehr Wasser liefert auch den Grundbaustein für das Blut. Das Blut wird nicht nur in seiner Menge mehr, es wird auch dünnflüssiger. Je mehr Blut im Körper vorhanden ist, desto mehr Säure kann dieser Körper aufnehmen, ohne dass das Blut in einen gefährlichen Säuregrad abrutscht. Damit nicht genug. Dünnflüssiges Blut kann ebenfalls mehr Säure, aber auch mehr Sauerstoff aufnehmen. Damit ist der Transport von Sauerstoff zum Gehirn und Säure aus dem Körper erleichtert.

Dem Körper kann man auch noch ein wenig mit Sport unter die Arme greifen. Sport verstärkt die Atmung. Mit jedem Mal, das man ausatmet, geht aber auch ein bisschen Säure aus dem Körper. Gleiches gilt für den Schweiß. Wer Sport treibt, schwitzt. Wasser kommt aus dem Körper und nimmt Säure mit sich. Auch ein Gang in die Sauna ist eine Hilfe.

Man kann aber noch weitergehen. In Reformhäusern und Drogerien gibt es Basentees. Während andere Tees und Wasser neutral sind, bieten Basentees dem Körper direkt eine Base. Damit wird die Neutralisation von Säuren im Blut noch verstärkt. Basentees sollten aber nicht das Wasser ersetzen, sondern nur ergänzen.

Bei der weiteren Ernährung ist auf ein Verhältnis von drei zu eins zu achten. Man sollte dreimal so viele Base zu sich nehmen wie Säure. Dann ist da noch das Basenfasten als ein schneller Weg, den Körper von der Säureschlacke zu befreien.

Das Basenfasten

Das Basenfasten folgt zwei Fakten. Das Erste ist, dass eine Base eine Säure neutralisiert. Danach bleibt nur noch unschädliches Wasser zurück. Das Zweite ist, dass der Körper des Fastenden voll mit Säure ist. Diese wurde in den Endstationen, dem Bindegewebe und dem Haarboden, abgelagert. Oftmals ist es sogar noch schlimmer und die Säure befindet sich überall. Der Körper hat bereits die eigene Substanz angegriffen, um die Säure zu neutralisieren. Nun ist er jedoch damit überfordert und faktisch völlig vergiftet.

Daraus folgt das Gegenmittel. Da eine Base eine Säure neutralisiert, muss dem Körper nun eine große Menge Basen zugeführt werden. Damit wird die Säure im Köper neutralisiert und als Wasser ausgeschieden. Die Menge der Base muss dabei sehr groß sein. Das liegt daran, dass die Säure nun schon überall abgelagert wurde. Gleichzeitig sollte keine neue Säure zugeführt werden, denn so können die neu aufgenommenen Basen direkt gegen die alten Säuren verwendet werden.

Wie weit man dabei gehen muss, kann man aus dem normalen Verhältnis ableiten. Normalerweise sollte ein Teil Säure mit drei Teilen Basen aufgenommen werden. Nun hat sich überall Säure angelagert. Jetzt würden drei Teile Basen nur ausreichen, ein Teil Säure zu neutralisieren. Das würde aber noch nicht die abgelagerte Säure bekämpfen. Daher muss die Aufnahme an Säuren gegen null gefahren werden, damit die Basen auch wirklich gegen die alten Säuren eingesetzt werden können. Kurz gesagt, der Körper braucht Basen, Basen und Basen.

Daraus folgt das Basenfasten. Der Körper erhält keine säurebildende Nahrung in diesem Zeitraum. Dagegen wird aber kontinuierlich basische Nahrung zugeführt. Das bedeutet, die Basen können sich nun ungestört an die Säuren machen. Dazu nimmt man eine große Menge an Flüssigkeiten auf, um die chemischen Prozesse zu begünstigen und die Ausscheidung zu beschleunigen.

Der Unterschied zum Heilfasten wird hier schnell deutlich. Beim Heilfasten wird auf feste Nahrung weitestgehend verzichtet. Beim Basenfasten dagegen werden basische Lebensmittel zugeführt. Damit wirkt das Heilfasten nur allgemein. Nicht von der Verdauung belastet, kann der Körper an die Selbstreinigung gehen. Das bedeutet auch, dass Säuren aus dem Körper gebracht werden. Dies geschieht aber auf eine neutrale Art. Da man beim Heilfasten weiterhin Tee und Wasser trinkt, wird damit auch weiterhin durch das Schwitzen und über den Urin Säure ausgeschieden. Auf diese Weise wird das Problem der Säure *auch*, aber eben nicht *direkt*, angegangen.

Das Basenfasten dagegen geht *gezielt* gegen die Säure vor. Sie wird nicht einfach über das Trinken ausgespült, sondern durch die gezielte Aufnahme von Basen im Körper neutralisiert. Heilfasten regeneriert also allgemein, Basenfasten aber bekämpft die Säuren im Besonderen.

Ein weiterer Vorteil des Basenfastens ist die nötige Disziplin. Besonders während der ersten zwei Tage bringt das Heilfasten starke

Hungergefühle. Man muss sich schon sehr stark unter Kontrolle haben, um ihnen nicht einfach nachzugeben. Beim Basenfasten dagegen wird weiter Nahrung zugeführt. Man muss sich also weniger auf das Überstehen des Hungers konzentrieren.

Beide, das Basenfasten sowie das Heilfasten, bringen einen Gewichtsverlust. Durch den Verzicht auf tierische Eiweiße, Fette und Getreide bringt auch das Basenfasten eine Gewichtsabnahme von mehreren Kilos. Dabei ist das Basenfasten nur eine Ernährung für eine begrenzte Zeit. Diese mag von Person zu Person variieren, doch sie liegt zwischen einer bis acht Wochen. Anschließend wird auf eine gesündere Ernährung geachtet. Das Basenfasten ist also eine Heilung für einen krankhaften Zustand und ein Neueinstieg in eine bessere Ernährung.

Wie sieht die Ernährung während des Basenfastens aus? Nun, wie gesagt, man muss auf tierische Eiweiße und Getreide verzichten. Das ist aber noch nicht alles. So sind auch Milch und Milchprodukte tabu. Gleiches gilt für Eier. Nicht nur ist Getreide selbst nicht erlaubt, auch die Getreideprodukte sind wegzulassen. Das bedeutet, dass die meisten Brotsorten und auch Nudeln aus dem Ernährungsplan gestrichen sind. Auch anderes Gebäck vom Bäcker und jegliche Art von Süßkram sind tabu. Selbst auf Zucker muss man verzichten. Das heißt, den Tee muss man eben ungesüßt zu sich nehmen. Weitere säurebildende Nahrungsmittel sind Hülsenfrüchte, Rotkohl und Spargel und damit sind sie auch nicht auf dem Speiseplan. Kaffee, Espresso, Alkohol, Früchtetee, schwarzer und weißer Tee, sie alle muss man meiden. Weiter geht es mit Limonaden, Energy-Drinks und Cola. All diese

Nahrungsmittel bringen Säure in den Körper und sind daher nicht für ein Basenfasten geeignet.

Demgegenüber stehen die Nahrungsmittel, die Basen in den Körper bringen. Dazu gehört zum Beispiel Gemüse. Obst und Kräuter sind ebenfalls richtig. Pilze, Keimlinge, Kerne und Samen können auch gegessen werden. Dazu kommen Nüsse, vor allem Mandeln, Walnüsse und Pistazien. Man hat also noch immer etwas auf seinem Teller.

Während des Basenfastens nimmt man jeden Tag drei Mahlzeiten zu sich. Für morgens eignet sich vor allem ein Müsli. Das sollte aber natürlich frei sein von jeglichen Getreideprodukten. Als Getränk kommen Wasser, Tee oder Basentee in Frage. Mittags sind Salate ganz gut. Den kann man aber auch durch eine Suppe ersetzen beziehungsweise ergänzen. Abends gibt es dann ein Gemüsegericht. Natürlich sind die einzelnen Komponenten austauschbar. Damit kann jeder das Fasten auf seine eigenen Bedürfnisse und Vorlieben anpassen.

Neben basischer Nahrung ist auch eine ausreichende Flüssigkeitszufuhr sehr wichtig. Es sind schließlich die Flüssigkeiten, die für die Ausscheidung der Säuren sorgen. Dies geht entweder über den Schweiß oder den Urin. Je mehr man also trinkt, desto mehr schwemmt man hinaus.

Die Art der Getränke ist dabei nicht ganz unwichtig. Am besten und wichtigsten ist Wasser. Das ist das natürlichste Getränk und davon sollten mindestens zwei bis drei Liter aufgenommen werden. Ein Liter kommt mit dem Essen, den Rest trinkt man.

Die Bedeutung des Trinkens sollte man dabei keineswegs unterschätzen. Der Körper wird oftmals mehr Säure aus den Ablagerungen herauslösen, als er unmittelbar neutralisieren kann. Das getrunkene Wasser dient dazu, dieses Zuviel aufzunehmen und aus dem Körper herauszuspülen. Gleichzeitig bedarf der Neutralisationsprozess ebenfalls ausreichend Flüssigkeit. Die Basen im Essen müssen verflüssigt werden. Die abgelagerten Säuren müssen gelöst und mit den flüssigen Basen in Berührung gebracht werden. Ohne Wasser läuft gar nichts.

Neben Wasser kann man auch Basentees trinken. Diese haben den Vorteil, dass sie nicht nur Flüssigkeit, sondern auch Basen bringen. Wem Basentees nicht zusagen, der kann sich an Kräutertees halten. Dabei müssen aber Tees mit Aroma- und Farbstoffen vermieden werden. Auch Hagebuttentee ist nicht wirklich zu empfehlen und sollte daher weggelassen werden. Einige Teesorten werden aus Orangenschalen gemacht. Auch diese Tees sind zu vermeiden. Die besten Tees werden aus regionalen Kräutern gemacht. Diese kann man ohne Bedenken trinken.

Wasser während des Basenfastens sollte keine Kohlensäure enthalten. Stilles Wasser ist gut geeignet, besonders Quellwasser. Wasser ist der wichtigste Stoff für das Leben, daher lohnt es sich, hier auf Qualität zu achten. Ein wenig Recherche wird mitunter Interessantes zum Vorschein bringen. Wasser hat nicht umsonst einen Geschmack.

Natürlich kann es auch vorkommen, dass sich der eine oder andere mit einer Fastenkur allein ein wenig überfordert fühlt. Ein wenig Hilfe ist meist nur eine kurze Recherche entfernt. Es gibt jede Menge Coaches, die einen bei einer solchen Kur begleiten. Das kann online oder persönlich geschehen. Wem das nicht genügt, der kann auch eine der Kuren in einem Hotel buchen. Der Vorteil ist, dass man sich dann nicht mit seinen alltäglichen Problemen herumschlagen muss und ein abwechslungsreiches Programm einen beschäftigt hält. Anstatt Stress hat man also Entspannung. Der Nachteil ist natürlich das Geld. Eine Basenkur kann ohne Probleme daheim durchgeführt werden. Das kostet nicht viel und erledigt sich nebenbei. Auf der anderen Seite, wer noch keine Urlaubspläne hat, kann die Erholung mit dem Nützlichen verbinden.

Das Basenfasten bringt mehrere Auswirkungen. Als Erstes wird der Körper entsäuert. Von dem Gift befreit, können die Organe, Muskeln, Sehnen und das Bindegewebe besser arbeiten. Schmerzen werden vermindert. Das allgemeine Wohlgefühl steigt. Die Beweglichkeit nimmt wieder zu.

Ein weiterer Effekt aber überrascht die meisten Fastenden. Durch die industrielle Ernährung ist nämlich unser Geschmacksinn über die Zeit abgestumpft. Daher muss immer kräftiger gewürzt und immer mehr Aroma in das Essen gegeben werden. Bei einer Basenkur aber gewinnt man seinen originalen Geschmack zurück. Man ist nicht mehr auf die Überwürzung und die Aromen angewiesen. Die natürlichen Geschmäcker bekommen wieder ihren richtigen Platz. Das bietet die Chance schlechthin, nach dem Basenfasten mit einer gesünderen Ernährung durch das Leben zu gehen. Man kann sich von dem industriellen Essen fernhalten und sich bewusst und natürlich ernähren.

Weiterhin verschwinden während des Fastens viele mittlerweile alltägliche Verdauungsprobleme. Das Essen ist nicht nur leichter, es ist auch leichter verträglich. Es ist natürlich und damit für den Körper einfach aufzunehmen. Es verschwinden Völlegefühle, Aufstoßen und Ermattung nach dem Essen. Das schafft eine zusätzliche Motivation, um an einer gesunden Ernährung festzuhalten.

Während das Basenfasten für den Normalbürger eine Reihe von Vorteilen bringt, gibt es doch einige Personengruppen, für die es sich nicht eignet. Dazu gehören vor allem Schwangere und Mütter in der Stillzeit. Diese sollten auf eine natürliche Ernährung achten, aber nicht ihr Baby direkt oder über die Muttermilch mit Basen überschwemmen.

Weiterhin wird Personen mit schweren Erkrankungen oder mit Essstörungen davon abgeraten, eine Kur zu unternehmen. Sie würden wahrscheinlich mit einer solchen Kur eher das Gegenteil des Gewollten erreichen.

Eine Basenkur bringt für alle anderen eine Reihe von Vorteilen, aber sie sollte nur als eine Kur unternommen werden. Es handelt sich nicht um eine permanente Ernährung. Dabei ist eine Länge von ein bis zwei Wochen für eine Fastenkur normalerweise ausreichend. Wer sich nach den zwei Wochen pudelwohl fühlt, kann die Kur auch ausdehnen. Das sollte man aber von Woche zu Woche entscheiden. Nach der achten Woche sollte man aber in jedem Fall aufhören, auch wenn man sich dann noch immer super fühlt. Es kommt immer auf das richtige Gleichgewicht an. Die Säure hat sich im Körper eingelagert und nun schwemmt man sie mit den Basen wieder hinaus. Hört man dann aber nicht auf, dann enthält man dem Körper wichtige Mineralien und Vitamine vor. Schlimmer noch. Nach einer zu großen Länge der Basenkur hat man die Übersäuerung zwar bekämpft, aber gleichzeitig eine Überbasung geschaffen. Das ist nicht der Sinn der Kur. Daher ist spätestens nach der achten Woche Schluss damit. Im Weiteren kann man sich dann gesund und basisch ernähren, wobei man auf die richtige Mischung von Säure und Basen achten sollte, anstatt sich einseitig zu ernähren.

Die Ziele des Basenfastens

D as Basenfasten ist natürlich primär gegen die Übersäuerung gerichtet. Dieses große Ziel beinhaltet aber eine Reihe von kleinen Zielen, nämlich die Beseitigung der Effekte der Übersäuerung.

Der gesamte Organismus ist nach und nach durch die Übersäuerung betroffen. Dabei wird seine Leistungsfähigkeit und Beweglichkeit sowie seine Widerstandsfähigkeit eingeschränkt. Die Leistungsfähigkeit wird wiederhergestellt, die Beweglichkeit ebenso und die Widerstandsfähigkeit gestärkt.

Im Einzelnen bedeutet dies, dass zuerst der Abbau der Knochen beendet und umgekehrt wird. Der Köper hat aus den Knochen Mineralien herausgelöst, um die Säuren zu neutralisieren. Durch die Zufuhr von Basen ist dies nicht mehr notwendig. Dadurch wird der Abbau der Knochen gestoppt. Wird die basische Ernährung fortgeführt, dann erhält der Körper die Mineralien, die er braucht, um die Knochen wieder aufzubauen. Gleichzeitig braucht er diese Mineralien nicht mehr auf die Neutralisation der Säuren zu verwenden. So nimmt die Knochendichte wieder zu. Die Knochen werden insgesamt stärker und Krankheiten, die mit schwachen Knochen in Verbindung stehen, gehören der Vergangenheit an.

Das Gleiche gilt für den Zahnschmelz. Auch dort hat der Köper Mineralien gelöst, auch dort kann er mit dem Abbau aufhören.

Auch dort bringt eine weitere basische Ernährung eine Umkehrung des vorherigen Abbauprozesses.

Die Säure steckt im Bindegewebe und verringert dessen Elastizität. Dank der Basen und der Flüssigkeiten kann diese Säure herausgelöst werden. Die Basen neutralisieren sie sofort und das Wasser befördert noch nicht neutralisierte Säure aus dem Körper. Ohne die eingelagerte Säure kann das Bindegewebe wieder wie ein Schwamm Wasser aufsaugen und abgeben. Damit ist die Austrocknung beendet und die Mobilität kann allgemein wieder zunehmen.

Wenn die Säure im Körper eingelagert wird, bildet sie eine giftige Schlacke. Diese steckt überwiegend im Bindegewebe. Wenn dort aber kein Platz mehr ist, dann verteilt sie sich immer mehr. Damit belastet sie die Organe und den gesamten Körper. Das schränkt dessen Leistungsfähigkeit gehörig ein. Der Körper verbraucht Energie, nur um gegen diese Belastung anzukämpfen. Wird aber die Säure herausgeschwemmt, dann wird auch der Körper gereinigt. Die Belastung durch die giftige Schlacke verschwindet. So wird man insgesamt leistungsfähiger. Man ist nicht mehr so schlapp und abgespannt. Besser noch, ohne diese Belastung schläft man auch besser, denn der gesamte Organismus kann zur Ruhe kommen. Damit wirkt der Schlaf besser und man ist am Morgen wiederum weit besser ausgeruht.

Die Säure im Körper vergiftet nicht nur den gesamten Organismus und die einzelnen Organe, sie greift auch die Zellen direkt an. Damit ist der Körper ständig damit beschäftigt, diese Schäden wieder auszugleichen. Natürlich regeneriert sich ein Körper immer, aber wenn er so massiv geschädigt wird, dann ist der Aufwand wesentlich höher.

Das führt nicht nur dazu, dass permanent mehr Energie verbraucht wird, der Köper wird auch nie mit seiner Aufgabe fertig. Stattdessen sind alle Zellen ständig beschädigt. Wird die Säure jedoch aus dem Körper gefördert, dann kann er sich wieder komplett regenerieren. So ist man energiegeladener und insgesamt frischer und jünger, was sich auch im Äußeren niederschlägt.

Die Haare werden gleich doppelt von der Übersäuerung betroffen. Zum einen löst der Körper aus ihnen Mineralien und zum anderen lagert er die Säure im Haarboden ab. So kann man sich von kräftige Haaren gleich verabschieden. Hier bringt das Basenfasten eine Umkehr. Der Haarboden wird entsäuert und kann wieder kräftiges Haar tragen. Die Haare selbst werden nicht mehr ihrer Mineralien beraubt und können ungestört wachsen.

Die Haut ist ein weiterer Bereich, der durch das Basenfasten verbessert wird. Die Hautkrankheiten entstanden erst durch eine Schwächung des Immunsystems aufgrund der Übersäuerung. Gleichzeitig wurden den Pilzen ordentlich Nährstoffe geliefert. Endet die Übersäuerung, dann endet auch die Nährstoffversorgung für die Pilze. Besser noch. Endet die Übersäuerung, dann wird auch das Immunsystem wieder stärker. So entfällt nicht nur die Nahrung für die Pilze, der Körper wird auch in der Pilzbekämpfung gestärkt. Ist der Pilzbefall dann beendet, dann kann sich die Haut wieder normal regenerieren. Das wiederum beendet die Schuppenbildung.

Die Verbesserung der Haut betrifft auch die Nägel. Es sind schließlich nicht die Nägel, die direkt betroffen sind, sondern das Nagelbett. Verbessert sich die Haut auch dort, dann können die Nägel wieder ordentlich wachsen. Sie werden stärker und glanzvoller.

Ein weiteres, sehr wichtiges Ziel ist die Erhöhung der Zahl der Killerzellen. Diese schwimmen im Blut und werden normalerweise in einem zunehmend sauren Milieu immer weniger. Dabei haben sie eine sehr wichtige Funktion. Killerzellen kümmern sich um Zellen, die nicht mehr ordentlich wachsen. Damit verhindern sie Krebs. Sinkt der Säuregehalt des Blutes, dann steigt auch wieder die Anzahl der Killerzellen. Damit steigt auch die Krebsresistenz.

Ein weiterer Effekt der Übersäuerung ist die Behinderung der Aufnahme des Sauerstoffes in der Lunge. Dadurch kann es zu Kopfschmerzen kommen und die Konzentration sowie das Gedächtnis werden eingeschränkt. Sinkt jedoch das säurehaltige Niveau, dann steigt auch wieder die Aufnahme des Sauerstoffes. Damit wird vor allem das Gehirn besser versorgt. Man hat wieder ein besseres Erinnerungsvermögen, kann sich leichter konzentrieren und Migräne ist nur noch eine Erinnerung. Gleichzeitig wächst mit einer besseren Sauerstoffversorgung auch die Leistungsfähigkeit des Körpers insgesamt.

Basenfasten verringert den Blutdruck. Das säurehaltige Milieu in der Lunge behindert nicht nur die Aufnahme von Sauerstoff, es bewirkt auch die Aufnahme von Kohlendioxid. Daraus ergeben sich zwei Folgen. Der Körper versucht, mehr Sauerstoff dadurch aufzunehmen, dass er mehr Blut durch die Adern pumpt. Damit steigt der Blutdruck. Gleichzeitig nimmt mit der Aufnahme von Kohlendioxid das Volumen des Blutes ebenfalls zu. Dadurch steigt erneut der Blutdruck. Bluthochdruck ist heutzutage eine Volkskrankheit und kann so mit der richtigen Ernährung einfach und wirkungsvoll bekämpft werden. Ein Ende des Bluthochdrucks bedeutet auch wiederum ein Ende von Kopfschmerzen und Migräne.

Damit nicht genug. Basenfasten vermindert Verspannungen. Es baut Cellulite ab. Es verhindert Mundgeruch. Sodbrennen verschwindet und das Gewicht wird verringert. Insgesamt wirkt es also als Jungbrunnen und bringt eine sichtliche Verbesserung der Lebensqualität.

Die Regeln des Basenfastens

Jedes Fasten hat seine Regeln. Das Basenfasten macht da keine Ausnahme. Diese Regeln gelten zusätzlich zu den Regeln über erlaubte beziehungsweise nicht erlaubte Nahrungsmitteln. Dabei geht es weniger um starre Regeln, sondern mehr um Richtlinien. Diese sollen nicht nur den Erfolg des Basenfastens ermöglichen beziehungsweise vergrößern, sondern auch das Basenfasten insgesamt angenehmer gestalten. Daher lohnt es sich, sie auch entsprechend zu befolgen.

Als Erstes gilt, dass man die Speisen variieren kann. Darum sollte man wirklich nur zu denen greifen, die einem am meisten zusagen. Dadurch verhindert man Frust. Es geht nicht darum, sich einem Genuss zu entsagen, sondern neuen Genuss zu finden, der auch gleichzeitig gesund ist. Wer dagegen ohne echte Freude an das Essen geht, der wird nach einer Weile die neue Ernährung aufgeben. Damit geht aber auch jeder positive Effekt bald wieder verloren.

Jeden Happen sollte man ordentlich kauen. Das bewirkt gleich drei positive Dinge. Zunächst dauert das Essen damit länger. So hat das Sättigungsgefühl eine Chance, sich rechtzeitig einzustellen. Dieses Gefühl hinkt nämlich meistens der Zeit ein wenig hinterher. Daher essen die meisten auch noch, nachdem sie eigentlich längst satt sind. Weiterhin bewirkt es, dass die Nahrung ordentlich durchgekaut ist. Das wiederum erleichtert den Verdauungsorganen ihre Arbeit. Damit läuft die Verdauung nicht nur leichter ab, die wichtigsten Stoffe können auch besser vom Körper aufgenommen werden. Schlussendlich sorgt ein ordentliches Kauen auch für einen ordentlichen Genuss. So braucht man nicht viel zu essen, um viel zu genießen. Man genießt einfach jeden Happen viel länger.

Gemüse sollte überwiegen. Obst ist gesund, doch das Gemüse ist ein besserer Basenlieferant. Daher sollten wenigstens dreiviertel der aufgenommenen Nahrungsmenge aus Gemüse bestehen.

Mit den Gewürzen sollte man vorsichtig umgehen. Zuviel würzen verwirrt nur die Geschmacksnerven und insgesamt das Gefühl. Damit ist es schwer, festzustellen, wann man wirklich satt ist. Gleichzeitig ist kräftiges Würzen eine Folge industrieller Nahrung. Wenn man zum ursprünglichen, natürlichen Geschmack zurückkehren will, dann muss man auch das Würzen wieder auf ein ursprüngliches, natürliches Niveau reduzieren.

Rohkost sollte man mit Vorsicht genießen. Während Rohkost eigentlich gesund ist, ist es doch für den Körper nicht immer so leicht zu verarbeiten. Daher sollten vor allem Menschen mit Magen-Darm-Beschwerden die Menge der Rohkost reduzieren oder Rohkost gleich ganz weglassen.

Aufgrund der schwereren Verdaulichkeit von Rohkost ist es auch besser, nach 15 Uhr keines mehr zu essen. So kann der Körper es verarbeiten, bevor er sich auf das Abendessen konzentrieren muss. Das Gleiche gilt auch für Obst. Nach 15 Uhr ist gekochtes Essen besser.

Insgesamt sollte beim Essen auch auf die Zeit geachtet werden. Nach 18 Uhr sollte man keine feste Nahrung mehr zu sich nehmen. So hat der Körper Zeit, alles zu verarbeiten, bevor er für die Nacht herunterfährt. Dann schläft man besser und nimmt auch mehr ab.

Das Gemüse sollte man knackig zubereiten. Es bringt nichts, es zu zerkochen. Dadurch verliert es nicht nur sein gutes Aussehen und seinen guten Geschmack, sondern auch die wichtigen Stoffe, die es gesundmachen. Daher ist Dünsten weit besser als es im Wasser zu kochen.

Man sollte nur so viel essen, wie man wirklich braucht. Dabei ist es wichtig zu wissen, dass das Sättigungsgefühl erst Minuten nach dem echten Voll-Sein eintritt. Daher sollte man langsam essen und mit kleineren Mahlzeiten experimentieren.

Man sollte auch nicht zu viele Gemüsesorten mischen. Das bringt nämlich wiederum das Geschmacksgefühl durcheinander. Dann ist es nicht so leicht, zu wissen, wann man wirklich voll ist. Gleichzeitig ist die Verdauung des Gegessenen nicht mehr so leicht. Daher sollte man sich auf zwei oder drei verschiedene Gemüse in einer Mahlzeit beschränken.

Eine sieben Tage Kur

Basenfasten ist wie jedes Fasten eine zeitlich begrenzte Angelegenheit. Die Nahrungsumstellung ist extrem und sollte daher zeitlich sehr begrenzt bleiben. Am besten eignen sich ein oder zwei Wochen. Man kann diesen Zeitraum auch Woche für Woche ausdehnen. Wichtig ist dabei, auf das eigene Körpergefühl zu hören. Nur wenn man sich richtig gut fühlt, sollte man eine Woche dranhängen. Nach acht Wochen jedoch sollte man mit dem Fasten aufhören. Man will schließlich nicht ein altes Ungleichgewicht durch ein neues, ebenso schlimmes, ersetzen.

Basenfasten ist sehr einfach in der Durchführung. Man muss nicht so sehr auf die Menge des Essens verzichten, solange man dann aufhört, wenn man satt ist. Ansonsten kann man sich seinen Speiseplan im Grunde genommen selbst zusammenstellen. Dabei ist aber wichtig, dass dieser frei von säurehaltigen Speisen ist. Man ist nur das, was Basen in den Körper bringt.

Während der Kur sollte man auch Sport treiben. Das hält den Körper in Schwung und hilft, die Basen auszuscheiden. Dabei sollte man es aber nicht übertreiben. Es geht nicht um Hochleistungssport. Das trifft umso mehr zu, als man sich einfach nicht die nötigen Nahrungsmittel, die ein Sportler eben braucht, zuführt. Es geht vielmehr um ein gesundes Maß an Bewegung. Dazu gehören ein Spaziergang oder ein kleiner Ausflug mit dem Fahrrad. Eine Stunde Bewegung am Tag oder alle zwei Tage ist genug.

Während der Kur gibt es keine Nahrung, die im Körper als Säure wirkt. Das schließt Fisch, Fleisch, Käse, Schokolade, Alkohol, Kaffee und Softdrinks mit ein. Am besten hört man mit dem Kaffee ein paar Tage vor dem Start der Fastenwoche auf. Damit hat man nicht mit den Entzugserscheinungen während des Fastens zu kämpfen.

Während der Fastenkur isst man morgens ein Müsli ohne Getreide und trinkt dazu einen Saft. Zum Mittag und zum Abendessen gibt es dann eine Auswahl an Suppe, Salat oder ein Gemüsegericht. Normalerweise sind Snacks tabu, aber man sollte Hunger und vor allem Heißhungerattacken vermeiden. Daher kann man am Vormittag oder am Nachmittag einen Snack essen. Dafür eignen sich Äpfel, Bananen und Karotten.

Wichtig bei einer Basenkur ist auch, dass man sich wohlfühlt. Daher isst man, bis man satt ist. Man kann die Gerichte nach Belieben variieren und auch hin und wieder einen Snack essen. Eine Basenkur ist kein Kampf und keine Diät. Ein verbissener Verzicht ist nicht nur nicht nötig, er ist auch am Ende kontraproduktiv.

Die Kur kann man ganz nach seinen eigenen Vorlieben beginnen. Sie ist im Sommer, Winter, Frühjahr oder Herbst möglich. Jeder Tag der Woche kann der erste Fastentag sein und man kann dabei wie gewohnt zur Arbeit gehen oder sich einen Urlaub gönnen. Für Anfänger jedoch empfiehlt sich entweder ein Urlaub oder ein Beginn am Freitag. Dann sind die beiden schwierigsten Tage, Tag 2 und 3, am Wochenende und man kann sich in Ruhe an die neue Ernährung gewöhnen.

Tag 1: Den ersten Tag geht man am besten mit einem Basenmüsli an. Dazu gibt es eine Tasse Basentee. Das Basenmüsli kann man sich selbst zubereiten oder es fertig kaufen. Für die eigene Zubereitung braucht man nur Zitronensaft, eine Banane, einen Apfel und Haselnüsse oder Kokosraspeln. Die Banane wird zerdrückt und der Apfel wird gerieben. Man vermischt beides, wobei man einen Esslöffel Zitronensaft hinzutut. Oben drauf streut man die Haselnüsse oder nach Geschmack die Kokosraspeln. Schon ist das eigene Müsli fertig.

Gerade am ersten Tag wird man wahrscheinlich vom kleinen Hunger nach dem Frühstück erwischt. Hier eignet sich eine Avocado oder, falls diese zu viel ist, eine halbe Avocado. Auch eine Banane oder ein Apfel sind möglich.

Das Mittagessen besteht aus einem Rohkostsalat oder einem klassischen Salat, zum Beispiel ein Eisbergsalat. Das Dressing kann man sich selbst mit Öl, Pfeffer, Salz, Essig und Zitronensaft herstellen.

Wer etwas Hunger am Nachmittag hat, kann sich über die zweite Hälfte der Avocado hermachen oder wiederum einen Apfel oder eine Banane essen.

Das Abendessen besteht dann aus einer Kartoffelsuppe. Wahlweise kann man diese mit einer Zwiebel anreichern. Wem jedoch eine Kartoffelsuppe nicht so zusagt, der kann auch Salz- beziehungsweise Pellkartoffeln essen. Diese lassen sich gut mit einer Avocadocreme essen. Dazu kann man die Creme selbst aus der eventuell noch vorhandenen Avocadohälfte oder einer neuen Avocado machen. Das Ganze lässt sich mit Schnittlauch, Petersilie, Basilikum oder allen dreien zusammen geschmacklich interessanter gestalten.

Tag 2: Diesen Tag kann man gut mit einem Karottensaft beginnen. Auch hier kann noch ein basisches Müsli gegessen werden, falls der Saft allein nicht genug ist. Wer jedoch will, kann auch anstatt des Müslis auf eine Ananas zurückgreifen.

Als Snack kann man bei Bedarf wieder einen Apfel oder eine Banane essen. Wer aber auch hier Abwechslung möchte, der kann es mit Feigen, Pflaumen und anderen Trockenfrüchten versuchen.

Das Mittagessen kann man nun je nach Situation gestalten. Wer noch Kartoffelsuppe vom letzten Abendessen hat, kann diese essen. Wer sich an die Kartoffeln gehalten oder die Kartoffelsuppe komplett aufgegessen hat, der kann sich jetzt einen Feldsalat zubereiten. Hatte man schon am Vortag Salat, dann wird dieser eben jetzt ein wenig anders gestaltet. Man kann den Salat mit Paprikastreifen oder Karottenstücken anreichern.

Für den Snack eignen sich wieder Trockenfrüchte. Andererseits ist vielleicht noch etwas Ananas vom Morgen übrig oder man kann sich wieder an Äpfel und Bananen halten.

Für das Abendessen hat man wiederum die Wahl. Variante eins besteht aus einer Gemüsesuppe. Diese kann noch mit einem vegetarischen Brühwürfel geschmacklich interessanter gestaltet werden. Wer aber nicht so sehr als Suppenfan bekannt ist, der kann auch ein Gemüsegericht als Variante zwei zubereiten. Lauch mit Pilzen und Pellkartoffeln eignen sich sehr gut. Sollte noch Avocadocreme vorhanden sein, dann ist das der Moment, um sie zu verbrauchen. Sollte aber keine mehr da sein, dann macht man sich einfach eine neue Creme.

Tag 3: Am dritten Tag greift man einfach mal zum Mixer. Darin macht man sich eine Mischung aus Banane und Ananas. Wer so etwas nicht mag, der kann wieder ein Basenmüsli verzehren. Dazu gibt es wieder einen Basentee oder einen Karottensaft. Wer ganz gewagt ist, kann auch ein Pumpernickel mit etwas Konfitüre, aber nur sehr dünn, essen.

Den Snack reibt man sich einfach. Dazu macht man sich eine geriebene Karotte, einen geriebenen Apfel, beides gemischt oder eines von beiden klassisch und ungerieben.

Mittags gibt es wieder einen Salat. Diesen kann man sich aus Tomaten und Gurken mischen oder man nimmt nur einen Tomatensalat. Wahlweise kann man auch eine Gemüsesuppe essen. Für Suppenmuffel geht aber auch ein gemischtes Gemüse.

Der Snack am Nachmittag kann aus einem Frucht- oder Karottensaft bestehen. Wer aber unbedingt etwas zum Kauen braucht, dem empfiehlt sich ein Apfel oder eine Banane.

Abends wird es dann Zeit für eine Karotten- oder Kartoffelsuppe. Suppenmuffel können auch erneut Pellkartoffeln, diesmal aber mit Broccoli, essen.

Tag 4: Hier kann erneut etwas Pumpernickel, aber diesmal mit Pflaumenmus, gegessen werden. Wer dies nicht mag, dem bleibt noch immer das Basenmüsli. Dazu gibt es ein Glas Fruchtsaft.

Für den Snack nimmt man sich einen Apfel oder eine Banane. Ein Fruchtsaft oder Pumpernickel kann hier auch verzehrt werden.

Für das Mittagessen eignet sich ein Feldsalat. Diesen kann man mit Champignons anreichern. Alternativ eignen sich auch Pell- beziehungsweise Salzkartoffeln mit Blumenkohl oder Broccoli.

Nachmittags als Snack gibt es Saft oder Obst.

Das Abendessen besteht aus einer Fenchel- oder Gemüsesup- pe. Ein vegetarischer Brühwürfel kann für Geschmack sorgen. Auch ein Salat ist möglich, falls die Suppe nicht so zusagt.

Tag 5: Der fünfte Tag bringt wieder ein Basenmüsli. Wer will, kann aber auch einen Mix aus Orangen und Bananen, angereichert mit gemahlenen Mandeln, als Shake genießen.

Der Snack besteht wieder aus einem Apfel oder einer Banane. Man kann auch einen geriebenen Apfel mit einer geriebenen Karotte vermischen.

Das Mittagessen besteht aus einem Salat aus weißem Rettich. Man kann sich aber auch eine Gemüsesuppe kochen oder Pellkartoffel mit Avocadocreme zubereiten.

Etwas Abwechslung kann der Snack bieten. Hier wäre ein ge- mischter Obstteller eine gute Idee. Man kann aber auch einfach nur einen Apfel essen, falls man keine Zeit für den Obstteller hat.

Zum Abend gibt es dann eine Süßkartoffel mit Lauch und Rüb- chen. Alternativ kann man sich auch Kartoffelpuffer mit Apfelmus zu- bereiten.

Tag 6: Der sechste Tag fängt wieder mit etwas Pumpernickel und Konfitüre an. Alternativ geht auch eine Schüssel Müsli. Diesmal nimmt man sich als Getränk einen Tee.

Für den Snack hat man eine Banane, einen Apfel und ein Glas Fruchtsaft zur Auswahl. Man nimmt sich aber nur eines davon.

Mittags gibt es dann einen großen, bunten Salat. Wer will, kann sich auch einen Spinatsalat machen und diesen mit Champignons essen.

Für den Abend gibt es eine Gemüsecremesuppe oder eine Blumenkohlsuppe. Wer Suppen ablehnt, dem stehen Pellkartoffeln mit Blumenkohl oder Broccoli zur Verfügung.

Tag 7: Dies ist der letzte Tag für einen Anfänger. Diesen Tag kann man besonders gestalten, aber man sollte nicht gerade eine Pizza essen. Daher beginnt man am Morgen mit Pumpernickel oder einem Bratapfel mit Mandelmus.

Der Snack besteht aus einem Glas frischen Fruchtsaft. Natürlich ist auch wieder ein Apfel oder eine Banane möglich.

Das Mittagessen besteht aus einem Salat. Denkbar sind ein Rote-Bete-Salat oder ein Blattsalat. Als Alternative geht auch eine Gemüsesuppe.

Nachmittags gibt es Trockenfrüchte oder ein Glas Saft.

Abends genießt man eine Selleriesuppe oder eine Gemüsecremesuppe.

Nach diesen sieben Tagen fühlt man sich sehr wahrscheinlich fit und gesund. Die Geschmacksnerven haben sich an natürliches Essen gewöhnt. Daher sollte man nicht sofort wieder in alte Gewohnheiten verfallen und den Körper wieder vergiften. Stattdessen gilt es, an die Fortschritte anzuknüpfen und nun mit einer gesunden Ernährung weiterzumachen.

So sieht der Erfolg aus

Basenfasten ist nicht wirklich schwer. Man braucht nicht wie bei einer Diät oder dem herkömmlichen Fasten auf Essen verzichten. Andererseits schränkt man sich bei der Essensauswahl ein. Der eine oder andere wird das gewohnte Essen schon vermissen. Daher will man für seinen Aufwand, für seinen Verzicht, etwas sehen. Man will wissen, warum man das Fasten auf sich nimmt und was es bringt. Man möchte den Erfolg ganz einfach sehen. Die gute Nachricht ist, dass der Erfolg des Basenfastens schnell und deutlich sichtbar ist. Dazu kann man ihn auch fühlen und erleben.

Den ersten Erfolg kann man nicht nur sehen, man kann ihn auch messen. Die Kilos werden von einem weichen. Auch wenn der Verlust von Gewicht nicht unbedingt das hauptsächliche Ziel des Basenfastens ist, ist es doch oft ein willkommener Nebeneffekt. Pro Woche kann man zwischen einem und vier Kilos verlieren. Das erkennt man nicht nur auf der Waage, sondern auch am Gürtel. Den kann man nun nämlich wirklich enger schnallen.

Der Gewichtsverlust zeigt aber weder eine Unter- noch eine Mangelernährung an. Man kann sich schließlich satt essen. Man isst zwar nur basenhaltiges Essen, aber man isst eben, bis man voll ist. Okay, man sollte jetzt nicht unbedingt ein Kilo Müsli, fünf Kilo Gemüse und so weiter essen. Dann wird auch das Abnehmen nicht so wirklich eintreten. Wer aber wirklich nur bis zur Sättigung isst, der verliert mit Sicherheit Kilos.

Der Abnahmeeffekt kommt auch nicht von der verringerten Nährstoffaufnahme. Gemüsegerichte können recht gehaltvoll sein. Dennoch nimmt man ab. Der Effekt erklärt sich wieder mit der Säure. Diese hat sich als Schlacke im Körper abgesetzt und behindert diesen nun bei allen Vorgängen. Dadurch läuft alles sehr viel langsamer und weit weniger effizient ab.

Das Basenfasten schwemmt nun eine ungeheure Menge Base durch alle Systeme. Die neutralisiert die Säure. Die Säure verwandelt sich in Wasser und wird ausgeschieden oder was nicht neutralisiert wird, wird an das Wasser abgegeben und dann ausgeschieden. Welchen Weg auch immer sie beschreitet, die Säure kommt aus dem Körper heraus. Die Schlacke verschwindet. Der Körper und alle seine Organe können wieder normal arbeiten. Das trifft auch auf die Verdauung zu.

Ohne Säure kann die Verdauung die Nahrung schneller und besser verwerten. Der Stoffwechsel selbst kommt auf Hochtouren. Damit steigt aber auch gleichzeitig der Kalorienverbrauch, denn der Körper verbraucht nun immer mehr Energie. Das wiederum bringt das Abnehmen mit sich.

Nicht nur die Verdauungsorgane, auch alle anderen Organe und Funktionen im Körper laufen wieder besser ab. Damit wird alles ein wenig aktiver und alles verbraucht mehr Energie.

Der Körper schreit nach Nahrung und wandelt diese nicht nur besser um, sondern verbraucht sie auch komplett. Unverdaute Reste verbleiben nicht mehr im Körper. Ebenso wird nichts mehr einfach nur in Fett eingelagert. Die Einlagerung als Fett ist immer nur dann wichtig, wenn die Energie nicht vom Körper direkt verbraucht wird. Da nun aber alles im Körper auf Hochtouren läuft, bleibt einfach nichts mehr über, was als Fett angelagert werden kann.

Die unverdaute Nahrung verlässt den Körper. Damit ist er schon wieder etwas leichter. Auch die Säure verschwindet. Diese hat auch ein Gewicht und ein Volumen. Ist sie raus, dann ist man einfach schlanker und leichter.

Das Basenfasten bringt noch zwei weitere Punkte für den Stoffwechsel. Man trinkt mehr. Daher wird der Stoffwechsel schon allein damit angeregt. Gleichzeitig ist die Nahrung wesentlich einfacher zu verdauen. Auch das wiederum bringt einen höheren Kalorienverbrauch und eine bessere Verarbeitung.

Mit einem herkömmlichen Mittagessen hat man oft stundenlang zu tun. Erst stopft man sich voll, dann ist man schwer und schlapp. Man möchte sich hinlegen und ausruhen. Das kennt man auch als Mittagstief. Das ist ganz natürlich, denn der Körper muss sich auf die Verdauung des schweren Essens konzentrieren. Die Müdigkeit wird dann noch durch die Säure verstärkt. Nicht nur ist das Essen bereits von Haus aus schwer verdaulich, der Körper wird auch noch durch die Giftschlacke, die die Säure darstellt, in seiner Funktion beeinträchtigt.

Der Körper zieht dann verstärkt Blut aus andern Körperregionen ab und bringt es in den Magen-Darm-Bereich. Dieses Blut fehlt überall sonst. Das wird noch durch die Tatsache verschlimmert, dass das Blut oft nicht so dünnflüssig ist. Daher hat das Blut ohnehin schon Schwierigkeiten, die wichtigen Stellen des Körpers zu erreichen.

Damit werden das Gehirn und die Muskeln unterversorgt. Beides wiederum wird als Müdigkeit wahrgenommen.

Das dickflüssige Blut führt auch noch weniger Sauerstoff, als es sollte. Die Säure hat schließlich die Aufnahme des Sauerstoffes in der Lunge behindert. Schlimmer noch, oftmals werden Kohlendioxid-moleküle anstelle der Sauerstoffmoleküle transportiert. Daher zieht der Körper noch einmal mehr Blut überall ab, damit die Versorgung des Verdauungstraktes sichergestellt ist. So fehlt das Blut nicht nur überall sonst, es transportiert auch noch weniger, als es eigentlich könnte. Damit fühlt man sich dann so richtig schlapp. Liegt man dann schlaff auf dem Sofa oder macht man sogar ein Nickerchen, dann wird das Essen nicht nur verdaut, es wird auch gleich als Fett abgelagert. Warum? Weil man es nicht verbraucht. Man liegt schließlich nur herum.

Das Basenfasten bringt die Säure aus dem Körper. Gleichzeitig führt man leichtere Nahrung und mehr Flüssigkeiten zu. Man kann die Folgen sofort spüren. Der Körper muss sich nicht mehr auf die Verdauung konzentrieren. Das Blut wird also nicht von anderen Stellen abgezogen. Gleichzeitig ist das Blut dünnflüssiger. Es kann also leichter alle wichtigen Bereiche des Körpers erreichen. Gleichzeitig bringt es mehr Sauerstoff. Damit wird die Versorgung verbessert. Kurz gesagt, der Körper hat mehr Blut in allen Bereichen und transportiert dabei mehr Sauerstoff. Was folgt daraus? Richtig, man hat sehr viel mehr Energie. Das Mittagstief verschwindet. Nach dem Essen kann man einen Spaziergang machen oder einer anderen Tätigkeit nachge-hen. Die Nahrung wird dabei in Energie umgesetzt und die Energie direkt angefordert und verbraucht, sie kann sich also nicht erst als Fett ansetzen.

Auch die nächste Folge tritt schon sehr bald auf und ist deutlich sichtbar. Die Haut wird nämlich sehr viel besser werden. Die Säure hat sich schließlich im Bindegewebe abgelagert. Dort behinderte sie die Elastizität und trocknete sie das Gewebe aus. Oftmals wurde dann im Weiteren die Haut selbst innerlich ausgetrocknet. Dank aber des verstärkten Trinkens und der Entfernung der Säure geschehen nun zwei Dinge.

Die Haut wird viel besser mit Blut versorgt. Das Blut ist nun dünnflüssiger und kann besser durch die kleinen Blutgefäße der Haut gelangen. Gleichzeitig steigt die Qualität der Versorgung durch das Blut, denn es kann nun mehr Sauerstoff transportieren. Die Verbesserung der Nahrung und Verdauung bringt auch besser Stoffe in die Haut. Kurz, die Haut wird gesünder. Das sieht man durch eine rosige Farbe, welche sie bald annimmt, und man fühlt es bei jeder Berührung.

Die Haut sieht aber nicht nur besser aus, sie wird auch insgesamt straffer. Das Bindegewebe unter der Haut kann seine Funktion wieder besser erfüllen. Cellulite werden nicht nur verhindert, sie verschwinden auch wieder, falls sie bereits aufgetreten waren.

Auch das Gehirn wird den Erfolg der Basenkur zu spüren bekommen. Das Gedächtnis wird bald wieder besser und die Konzentrationsfähigkeit steigt an. Das kommt im Wesentlichen vom Blut und der Sauerstoffaufnahme.

Das Blut wird dünnflüssiger. Daher kann es gerade die sehr dünnen Blutgefäße im Gehirn besser versorgen. Gleichzeitig enthält es mehr Sauerstoff, denn die Lunge ist nicht mehr übersäuert. So bekommt das Gehirn eine weit bessere Versorgung und kann dementsprechend viel besser arbeiten.

Damit ist es aber noch nicht genug. Das Gehirn wird nämlich wacher. Das wirkt sich auch auf die Motivation aus. Die Antriebsschwäche der sauren Tage gehört der Vergangenheit an. Man hat mehr Energie. Man denkt nach. Man will mehr erleben. Das macht es auch leichter, wieder in Bewegung zu kommen und damit den Körper noch mehr in Schwung zu bringen.

Zusammengefasst kann man also sagen, dass das Basenfasten sehr schnell sehr viel bringt. Die Kilos werden weniger. Die Haut wird straffer und gewinnt an Glanz. Der Organismus als Ganzes bekommt mehr Energie. Das Gehirn arbeitet besser und die Motivation steigt. Kann man das alles in ein einziges Wort fassen? Verjüngungseffekt! Man wird einfach jünger und das in jeder Hinsicht. Das sollte auch Motivation genug sein, um nach dem Basenfasten mit einer gesunden, basischen Ernährung weiterzumachen anstatt wieder in alte Gewohnheiten zurückzufallen.

Ernährung im Alltag

D as Basenfasten ist eine radikale Ernährungsumstellung. Würde man diese Ernährung so fortsetzen, würde man bald vor den gleichen Problemen stehen. Dann würde der Körper nämlich einfach zu basisch werden. Man sollte aber auf der anderen Seite auch nicht in die alten Ernährungsgewohnheiten zurückfallen. Diese brachten schließlich ursprünglich die Übersäuerung. Wie also sieht eine Ernährung im Alltag aus, die eine Übersäuerung verhindern kann?

Eine Idee sollte man dabei gleich von Anfang an fallen lassen. Man sollte sich nicht wie bisher ernähren und dann von Zeit zu Zeit eine Basenkur einlegen. Das Problem dabei ist nämlich, dass man dann über einen langen Zeitraum ständig langsam abbaut. Wer will schon langsam krank werden und sich dann immer wieder heilen? Da ist es besser, die Krankheit ganz zu vermeiden. Die Krankheit heißt Übersäuerung und sie ist zum Glück vermeidbar.

Eine gute Nebenwirkung des Basenfastens ist das Wiedererlangen des natürlichen Geschmackempfindens. Die Geschmacksnerven wurden über eine jahrelange industrielle Ernährung gehörig abgestumpft. Daher kann man oftmals gesundem und natürlichem Essen nichts mehr abgewinnen. Dank Basenfasten erhält man jedoch das natürliche Geschmackempfinden zurück. Daher kann und sollte man nun mit einer gesunden, natürlichen und auf Basen ausgerichteten Ernährung weitermachen. Die gesündere Ernährung sollte von zwei Dingen begleitet werden.

Das Erste ist Sport. Sport hält uns nicht nur körperlich, sondern auch geistig fit. Es kommt nicht auf einen Hochleistungssport, sondern einfach auf etwas Bewegung an. Spazierengehen, Radfahren und Schwimmen sind ideal dafür. Sie überanstrengen den Körper nicht, bringen aber alles im Körper in Bewegung. Dreimal die Woche sind absolut ausreichend.

Weiterhin sollte man genug trinken. Damit beugt man einer Übersäuerung vor. Was zu viel an Säuren aufgenommen wird, kann wieder abgegeben werden. Man hält auch die Verdauungsorgane mit den Getränken in Schwung und damit kann der Stoffwechsel nicht mehr einschlafen. Weiterhin erhält man das Blut damit dünnflüssig, so dass es die wichtigen Stoffe leichter an die richtigen Stellen bringen kann.

Für eine gesunde Ernährung gilt nun, dass man beide Extreme, zu viel Säure und zu viel Base vermeiden sollte. Das Gleichgewicht ist von entscheidender Bedeutung. Das Verhältnis Säure zu Base sollte eins zu vier oder eins zu drei betragen. Man muss also drei- bis viermal so viel Base wie Säure zu sich nehmen. Auf diese Weise kann man dem Körper genug Basen zuführen. Gleichzeitig kann man ihm auch genug Säuren zuführen, denn der Körper braucht auch Säuren. Mehr noch, man kann dem Körper auch all die gesunden Stoffe zuführen, die nur in den säurehaltigen Lebensmitteln vorkommen.

Eine gesunde Ernährung enthält also weiterhin Fleisch, Fisch, Milch und Milchprodukte. Das Fleisch bringt die nötigen Mineralien. Besonders Rindfleisch ist voll davon. Ohne diese Mineralien bekommt man schnell wieder schlechte Haut und man leidet unter Haarausfall. Konzentrationsschwächen treten dann auch bald wieder auf.

Fleisch liefert die Eiweiße, die zur Bildung von Muskeln nötig sind. Das gilt vor allem für diejenigen, die die 30 bereits hinter sich gelassen habe. Bei ihnen baut der Körper nämlich beständig Muskelmasse ab. Dieser Abbau beträgt ungefähr ein Prozent pro Jahr. Dagegen kann man nur angehen, indem man Sport treibt und Eiweiße zuführt. Man muss also Fleisch essen.

Fisch bringt ebenfalls die wichtigen Eiweiße, aber dazu auch noch eine Menge wichtiger Vitamine. Zweimal pro Woche empfiehlt es sich daher, eine Fischmahlzeit zu essen. Das ist auch gut für das Gehirn. Die Konzentration und das Gedächtnis werden damit unterstützt. Auch die Durchblutung der Gefäße wird besser und das Herz wird gestärkt. Fisch hilft auch dem Immunsystem. Man wird also gegenüber Krankheiten, besonders Grippe und Erkältungen, resistenter.

Milch und Milchprodukte stecken ebenfalls voller Eiweiße und Vitamine. Damit wird den Muskeln und dem Immunsystem geholfen. Insbesondere kann es den Muskelabbau im Alter zumindest verlangsamen.

Hieran erkennt man, dass Fleisch, Fisch, Milch und Milchprodukte für den Körper wichtig sind. Sie mögen sauer sein, aber man kann nicht so einfach auf sie verzichten. Besser ist es, ihre Menge zu reduzieren. Auf der anderen Seite erhöht man die Menge der basischen Nahrung. So kann man sich weiterhin satt essen, aber die Säure wird dabei schnell und wirkungsvoll durch und mit dem Essen wieder neutralisiert.

Basenlieferanten gibt es viele und sie wurden schon angesprochen. Da sind zum Beispiel Kartoffeln und Gemüse. Vorher hat man

Marisa Gerbe

ein großes Steak mit etwas Kartoffeln und wenig Gemüse gegessen. Heute isst man ein kleines Steak mit viel Kartoffeln und viel Gemüse. Dabei spart man auch gleich noch Geld. Man sollte ganz einfach den Beilagen mehr Beachtung und Raum geben. Man verzichtet also nicht auf die geliebten Speisen, man ergänzt sie mit dem Gesunden darum herum.

Obst und Trockenfrüchte können Kartoffelchips und Schokolade ergänzen. Auch hier geht es nicht um deren Vermeidung. Man isst eben nur etwas Schokolade nach oder vor einem Apfel. Man isst die Schokolade nur an einem Tag und an zwei anderen Tagen isst man einen Apfel. So geht die Schokolade nicht verloren. Man hat nur einfach weniger davon und auf der anderen Seite mehr Abwechslung. Bei Kartoffelchips verhält es sich genauso.

Eiscreme und Kuchen sind auch kein Tabu. Sie sind noch immer gut als Nachtisch nach einem Gemüsegericht. Dieses kann den Magen schon einmal füllen. Dann isst man nämlich weniger von der Eiscreme oder dem Kuchen. Gleichzeitig bildet es die basische Grundlage, die die nachfolgende Säure im Kuchen oder der Eiscreme neutralisiert.

Auch auf Alkohol muss man nicht unbedingt verzichten. Anstatt jeden Tag viel, trinkt man einfach hin und wieder etwas. Damit tut man seiner Gesundheit und seinem Geldbeutel einen Gefallen. Gleichzeitig ist der Effekt des Alkohols wirkungsvoller. Hat man dann einen Abend etwas getrunken, dann folgt am nächsten Tag ein Basentag. Dieser neutralisiert die Säure des Alkohols wieder.

Insgesamt also ist eine gesunde Ernährung nicht davon ge-zeichnet, dass man auf etwas verzichtet. Man erweitert nur den Spei-seplan um gesunde Sachen. Damit kommen die ungesunden, aber so lieb gewonnenen, Speisen noch immer vor. Sie bieten etwas Beson-deres. Gleichzeitig gibt es mehr Abwechslung. Wer will schon jeden Tag das Gleiche essen? Gleichzeitig kann diese Abwechslung mit ba-sischem Essen das säurehaltige Essen wirkungsvoll neutralisieren.

Alternative Methoden

Neben dem Essen gibt es aber auch andere Methoden, um den Säuren im Körper Herr zu werden. Diese Methoden können während des Basenfastens als Unterstützung angewendet werden oder aber nach dem Fasten einen weiteren, gesunden Lebenswandel ermöglichen.

Wenn die Säuren im Körper nicht neutralisiert werden, dann werden sie über drei Wege ausgeschieden, dem Atmen, dem Schwitzen und dem Toilettengang. Gerade die Haut ist aber auch ein wunderbares Mittel, die Säuren geradezu aus dem Körper zu ziehen. Hierbei kann man sich eine Funktion der Natur zu Hilfe nehmen.

Die Haut als solche ist sauer und sie ist ein Organ. Sie lebt, sie atmet, sie regeneriert sich. Der Säuregrad der Haut ist nicht extrem, aber er ist da. Dieser Säuregrad ist ein Schutz gegen die Natur. Besonders Keime und Bakterien werden davon betroffen und können sich dann nicht lange auf der Haut halten. Der Säuregrad wird über Milchsäure reguliert und hier ist der Ansatz, die Säure regelrecht aus dem Körper zu ziehen.

Der Säuregrad ist der Schutzmantel der Haut. Wenn man ihn beeinflusst, dann reagiert der Körper und möchte diesen Schutzmantel wiederherstellen. In anderen Worten, wenn man den Säuregrad der Haut wegnimmt, dann wird der Körper Säuren in die Haut befördern, um den richtigen Säuregrad wieder zu erreichen.

Den Säureschutzmantel kann man auf mehreren Wegen angreifen. Ein Weg ist ein Vollbad. Dazu nimmt man aber ein basisches Badesalz. Liegt man in diesem basischen Wasser, dann wird die ganze Haut davon umspült. Überall nun greift die Base den Säureschutzmantel der Haut an. Der Angriff ist nicht so stark, dass er die Haut schädigt. Er reicht aber aus, um den Säuregrad der Haut ein wenig zu verringern. Der Körper wird darauf reagieren. Dazu löst er im Körper gespeicherte Säuren und transportiert diese zur Haut, bis der ursprüngliche Säuregrad wieder erreicht ist.

Ein solches Vollbad ist keine Wissenschaft. Man braucht nur eine Badewanne voll Wasser und ein paar Löffel basischen Badesalzes. Man sollte dabei 45 Minuten bis eine Stunde im Wasser bleiben, damit das Bad entsprechend wirken kann.

Der Prozess kann durch eine Massage noch unterstützt werden. Dazu massiert man die Arme, Beine und Oberschenkel mit einer Bürste in Richtung des Herzens. Das regt die Durchblutung an. So kann der Körper leichter die Säuren lösen und zur Haut transportieren.

Nach dem Bad sollte man nicht noch einmal duschen. Stattdessen ist es Zeit, sich hinzulegen. Der Körper ist nun vollauf beschäftigt, den Säuremantel zu regenerieren. Dazu braucht er viel Energie, denn die Haut ist das größte Organ des Körpers. Daher schläft man am besten nach dem Bad. Es macht also Sinn, dieses Bad am Abend durchzuführen. Dann hat der Körper die ganze Nacht über Zeit, an den Säuren zu arbeiten.

Basische Bäder haben sich zusammen mit Kuren in der Vergangenheit sehr gut bewährt. Vor allem Hautkrankheiten können damit bekämpft werden. Was die Übersäuerung anbelangt, wird ein Basenfasten erheblich mit solchen Bädern unterstützt. Das gilt auch wegen einem andern Effekt. Die Haut kann nämlich auch Mineralien aufnehmen. So können Teile des basischen Badesalzes auch im Körper gegen die Übersäuerung wirken.

Das basische Vollbad bringt aber noch weitere Vorteile. Es regt die Selbstfettung der Haut an. So kann sie sich besser gegen Austrocknen, Bakterien und Sonneinstrahlung schützen. Weiterhin hilft die anschließende Regenerationsphase beim Einschlafen. Damit werden auch Schlafstörungen gemindert oder abgestellt.

Pro Woche kann man ein solches basisches Vollbad zwei- oder dreimal nehmen. Das zieht eine gehörige Portion Säure aus dem Körper. Damit werden sehr schnell vor allem juckende Hauterkrankungen, Bindegewebsschwäche und Gelenkprobleme bekämpft. Überall dort wird die Säure nämlich zuerst abgezogen.

Wem ein basisches Vollbad zu viel ist, der kann sich auf ein Fußbad beschränken. Dabei kann man weiter seinen geliebten Beschäftigungen, wie Zeitunglesen, TV und Computer/Internet nachgehen oder einfach dasitzen und entspannen.

Das Fußbad sollte der Körpertemperatur entsprechend angelegt werden. Da ein Fußbad den Körper weit weniger belastet, kann man es auch öfter als ein Vollbad anwenden. Man zieht auch pro Fußbad weit weniger Säure aus dem Körper als bei einem Vollbad. Gerade deswegen gilt: Je öfter und je länger man ein solches Fußbad veranstaltet, desto besser.

Wie bei einem Vollbad, so greift auch das Fußbad den Säuremantel der Haut an. Die betroffenen Hautpartien sind jedoch weit kleiner. Damit werden auch nicht unbedingt die von Hautkrankheiten infizierten Areale direkt behandelt. Dennoch ist mit der Zeit eine heilende Wirkung festzustellen.

Was ebenfalls hilft, sind basische Wickel. Diese sind besonders gut, wenn die Füße geschwollen sind, man bereits Fußpilz hat oder Krampfadern aufweist. Auch bei Durchblutungsstörungen und Schlafproblemen kann mit diesem Mittel geholfen werden.

Zur Durchführung braucht man zwei paar Strümpfe. Das eine Paar sollte aus Leinen oder Baumwolle bestehen und nur dünn sein. Das anderen Paar sind am besten dicke Wollsocken. Dann braucht man auch noch ein wenig Wasser. Eine Schüssel oder ein Waschbecken voller Wasser genügt. In dieses Wasser gibt man einen Esslöffel des basischen Badesalzes. Danach taucht man die dünnen Strümpfe hinein, bis sie richtig durchtränkt sind. Jetzt nimmt man die Strümpfe wieder heraus und wringt sie aus. Dann zieht man sie an. Darüber zieht man die dicken Wollsocken und legt sich für die Nacht schlafen. Über Nacht greift das Badesalz, das sich in den dünnen Strümpfen befindet, den Säuremantel der Haut an den Füßen an. Der Körper arbeitet sofort dagegen und zieht die Säure aus dem Körper. Gleichzeitig kostet das den Körper Energie. Dies wiederum hilft beim Ein- und Durchschlafen.

Wer nur eine Dusche hat und dem ganzen Körper etwas Gutes tun möchte, der kann auch ein Peeling für die Haut vornehmen. Dazu geht man in seine Dusche, spült sich ab und verreibt eine Handvoll basischen Badesalzes über seinen gesamten Körper. Je nach Belieben kann man dies mit der bloßen Hand, einem Lappen oder mit dem Partner tun. Ist das Badesalz überall verteilt, dann lässt man es trocknen und danach nimmt man sich ein Handtuch und reibt das Badesalz über den gesamten Körper. Damit wischt man es weg und nimmt auch gleich die abgestorbene Haut mit. Das Badesalz greift auch den Säuremantel der Haut an. Wieder muss der Körper Säuren lösen und zur Haut transportieren.

Ein weiteres Mittel ist ein Körperwickel. Man nimmt ein Badetuch, eine Schüssel mit Wasser und etwas basisches Badesalz. Das Badesalz kommt in das Wasser und danach tränkt man das Badetuch darin. Danach wickelt man das Badetuch um Gelenke, die bereits schmerzen oder nicht mehr richtig funktionieren. Andere, gut für den Wickel geeignete Stellen sind die Gebiete, auf denen bereits Hautkrankheiten auftreten. Damit kann man ganz gezielt gegen Schäden vorgehen und wird schon sehr bald eine Verbesserung beobachten können. Selbst das Gesicht kann auf diese Weise behandelt werden. Hier kann man wieder zum Badetuch oder einer Vliesmaske greifen. Nicht nur wird die Hautpartie direkt entsäuert, man regt auch wieder die Selbstfettung an. Talg- und Schweißdrüsen können besser arbeiten. Das beendet Hautprobleme und vor allem Pickel.

Im Leben

Jetzt wird sich vielleicht die Eine oder Andere fragen: „Was hat das mit mir zu tun?" oder „Wo bleibt das PMS?" Die Antworten darauf sind jedoch sehr einfach.

„Was hat das mit mir zu tun?" – In unserem täglichen Leben können wir oft feststellen, dass wir uns nicht so gut fühlen, wie wir es gerne hätten. Schon kleine Tätigkeiten kosten uns viel Energie. Dazu kommen Konzentrationsschwächen, Vergesslichkeit, schlechte Haut, brüchige Nägel und schlechte Haare. Das sorgt vor allem bei Frau für gehörig Frust. Dabei ist aber das Meiste nur eine Folge der schlechten Ernährung. Wer keine Kraft hat, wird sich auch kaum auf seine Ernährung konzentrieren. Wer sich nicht bewusst ernährt, wird nur schlechte Nahrung essen. Wer schlechte Nahrung isst, hat keine Kraft. Dadurch entsteht ein Teufelskreis.

Gerade Frauen fühlen sich von der Arbeit gestresst, nach der Arbeit schlapp, von all den Anforderungen überfordert. Wäre es da nicht gut, wenn man einfach energiegeladen an alle Probleme gehen könnte? Oftmals wird diese Schlappheit dem Alter zugeschrieben, dabei ist es aber mehr ein Produkt der Übersäuerung.

Wenn man sich also mal selbst am Kragen packt und seine Ernährung angeht, dann wird man sich bald wieder jünger fühlen. Man wird auch besser aussehen und man hat mehr Energie.

„Was hat das mit mir zu tun?" – Wer die in diesem Buch beschriebenen Symptome einer Übersäuerung verspürt, sollte einfach mal das Basenfasten probieren. Der Erfolg gab schon so vielen anderen Recht.

„Wo bleibt das PMS?" – Säure drückt auf das Gefühl und auf den Organismus. Man fühlt sich schlapp. Das bringt aber sicher keine gute Laune. Man fühlt sich schlapp, weil der Körper mit giftiger Schlacke überladen und mit wichtigen Stoffen unterversorgt ist. Wäre es da nicht schön, diese ganze unnütze Last einfach über Bord zu werfen?

Es ist das ohnehin nicht gute Gefühl, dass das PMS bringt. Denn die Prozesse im Körper laufen nur sehr schwer ab. Die Belastung steigt, die Kraft schwindet. Wird man jetzt noch von Aufgaben und Anliegen anderer belästigt, dann wird man aggressiv. Das ist ein natürlicher Schutzmechanismus. Das ist ein Instinkt, der uns von der Natur so eingegeben wurde. Es geht darum, sich vor der Überforderung zu schützen.

War man aggressiv, dann fühlt man sich danach wieder schuldig. Man weiß, dass es falsch war. Man will es besser machen. Hier kommen die Stimmungsschwankungen.

Dann sind da die Menstruationskrämpfe. Die kommen von übersäuerten Organen, die nicht richtig wirken können. Die kommen von einer Unterversorgung mit Blut, was an zu wenig Flüssigkeitsaufnahme liegt. Die kommen, weil alles im Körper von der giftigen Schlacke beeinträchtigt ist.

„Wo bleibt das PMS?" – Hat man sich entsäuert, dann verschwindet das PMS. Man ist einfach nicht überfordert. Man überreagiert nicht. Kommt die Regel, dann bleiben die Schmerzen weg. Der

Körper kann einfach und richtig arbeiten. Die Organe sind nicht durch die Übersäuerung vergiftet. Genug Blut ist vorhanden.

Das ist auf den Punkt gebracht, warum ein Basenfasten gerade für die Frau empfehlenswert ist. Jeden Tag quält sie sich durch das Leben und jeden Monat quält sie sich durch die Regel. Es sind die Frauen, die schön sein wollen. Sie brauchen die schönen Nägel, die glänzenden Haare und die straffe Haut. Der Jungbrunnen Basenfasten kann hier helfen.

Man muss sich einfach das Paradoxon der heutigen Zeit vor Augen führen. Wir sitzen vor vollen Tellern und der Körper verhungert, weil wir ihm wesentliche Bestandteile der Nahrung einfach vorenthalten. Das hat uns das industrielle Essen gebracht.

Anstatt also einfach nur immer mehr in uns hineinzustopfen sollten wir eine bessere Auswahl der Nahrung treffen. Säurehaltige Nahrung ist wichtig. Sie enthält die Stoffe, die wir zum Leben, zur Regeneration und zum Wachstum brauchen. Die Säure selbst wird vom Körper gebraucht. Ein basischer Körper kann nicht überleben. Wenn dem aber so ist, dann ist es umso wichtiger, dem Körper eine Chance auf ein Gleichgewicht zu geben. Dazu muss man eine ausreichende Menge basischer Nahrung zuführen. So kann die übermäßige Säure neutralisiert werden.

Viele Alterserscheinungen heutzutage kannten unsere Vorfahren und kennen die Bewohner der Länder der Dritten Welt nicht. Es ist das Wohlstandsessen, das den Körper krankmacht. Das sieht dann wie ein vorzeitiges Altern aus.

Dementsprechend ist die richtige Ernährung ein Jungbrunnen. Die Krankheiten, die wir als Alterserscheinungen ansehen, treten nicht oder sehr viel später auf. Wir bleiben damit also auch im Alter fit, geistig und körperlich gesund. Wir bleiben energiegeladen. Wir bleiben motiviert und wir bleiben beweglich. Das alles zusammen ist auch die beste Medizin gegen das Altern. Menschen, die die Hundert überschreiten, sind keine Stubenhocker. Es sind die aktiven Leute, die sich bewegen und den Geist wachhalten. Es sind aber auch gleichzeitig nur die, die sich gesund ernähren.

Abschließend bleibt nur festzustellen, dass die Ernährung der heutigen Tage nicht schlecht sein muss. Es liegt in der Verantwortung eines jeden Einzelnen, das Beste für sich zu tun. Man muss also wählen und wachsam sein. Dann kann man seine Gesundheit erhalten und auch wieder etwas Jugend zurückgewinnen. Das Basenfasten ist dabei aber nur ein Anfang und kein Ende für sich. Danach muss eine gesunde Ernährung über die Jahre hinweg folgen. Dann hat man aber noch viele Jahre voller Energie und voller Jugend vor sich.

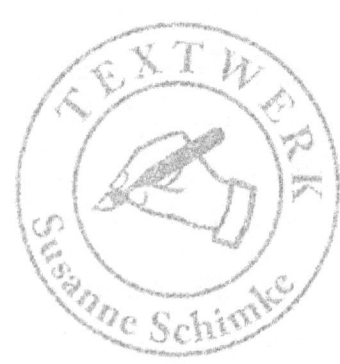

www.ingramcontent.com/pod-product-compliance
Lightning Source LLC
Chambersburg PA
CBHW071302170526
45165CB00003B/1391